哮喘病患者 → 生活指导

第3版

主　编　陈育智　曹玲

编写人员（以姓氏笔画为序）

　　马　煜　朱春梅　刘传合　李　硕　李志英
　　宋　欣　陈　超　罗雁青　赵　京

人民卫生出版社

图书在版编目（CIP）数据

哮喘病患者生活指导 /陈育智，曹玲主编 . —3 版 . —北京：
人民卫生出版社，2017

ISBN 978–7–117–25588–2

I.①哮… Ⅱ.①陈…②曹… Ⅲ.①哮喘 – 防治

Ⅳ.①R562.2

中国版本图书馆 CIP 数据核字（2017）第 285885 号

| 人卫智网 | www.ipmph.com | 医学教育、学术、考试、健康，购书智慧智能综合服务平台 |
| 人卫官网 | www.pmph.com | 人卫官方资讯发布平台 |

哮喘病患者生活指导
第 3 版

主　　编：陈育智　曹　玲

出版发行：人民卫生出版社（中继线 010-59780011）

地　　址：北京市朝阳区潘家园南里 19 号

邮　　编：100021

E - mail：pmph @ pmph.com

购书热线：010-59787592　010-59787584　010-65264830

印　　刷：三河市潮河印业有限公司

经　　销：新华书店

开　　本：850 × 1168　1/32　印张：2.5

字　　数：65 千字

版　　次：1999 年 6 月第 1 版　　2018 年 1 月第 3 版
　　　　　2019 年 4 月第 3 版第 2 次印刷（总第 7 次印刷）

标准书号：ISBN 978-7-117-25588-2/R · 25589

定　　价：12.00 元

前　言

　　支气管哮喘简称哮喘，民间称之为"吼病、气喘病"，是一种气道慢性炎症性疾病，是当今世界威胁民众健康的最常见的慢性肺部疾病。哮喘可影响世界各国所有年龄的人。目前全球已有 3 亿患者，其患病率仍在上升，2010 年第三次全国城市儿童哮喘流行病学调查结果显示，我国 14 岁以下儿童哮喘患病率已从 1990 年的 1.09% 上升到 3.02%，个别城市高达 7.57%。哮喘使患儿不能正常学习、生活、运动，不仅严重影响了他们的身心健康，而且也造成了家庭和社会的沉重负担。所幸的是，近年来，医学科学的发展增进了我们对哮喘的了解，并有了比较好的管理能力。在 1994 年世界卫生组织（WHO）与美国国立卫生院心、肺、血液研究所（NIH.NHLBI）制定了哮喘管理和预防的全球策略，并出版了全球哮喘防治系列丛书，并在之后每一两年就进行一次修订。其中"关于哮喘你和你的家庭能做什么"（What you and your family can do about Asthma）是一本教育患者手册。另外，NHLBI 有 2 本宣传材料，"让你的患者了解哮喘"（teach your patients about asthma）和"你的哮喘能被控制"（your asthma can be controlled），这些均是极好的患者教育材料。书中示范了如何与医师一起制订一个可行的哮喘管理计划及哮喘管理中的实际操作技能，如怎样使用吸入器、雾化器和峰流速仪等。由于其内容新颖，深入浅出，图文并茂，反映了目前哮喘防治、自我管理、教育及治疗中的一些重要进展。哮喘管理需要医生、家庭、患者共同参与，让医患双方对哮喘有正确认识，避免诱因减少发作，共同制定长期治疗计划，并根据病情变化和疗效及时调整治疗方案，从而达到哮喘的长期控制。因此，我们结合我国实际情况将其主要内容编译介绍给中国广大医务工作者、哮喘患者及其亲属，希望有助于哮喘防治工作的开展。本书是第三次再版，内容也随着对哮喘认识的不断深入逐步更新，主要体现在治疗药物及治疗方案的更新。

本书是首都儿科研究所哮喘防治教育中心全体同道共同努力的结果，在编写过程中给予的帮助在此谨表深切谢意。为了进一步提高本书的质量，以供再版时修改，本书出版之际，恳切希望广大读者在阅读过程中不吝赐教，欢迎发送邮件至邮箱 renweifuer@pmph.com，或扫描封底二维码，关注"人卫儿科"，对我们的工作予以批评指正，以期再版修订时进一步完善，更好地为大家服务。

陈育智　曹　玲
首都儿科研究所哮喘防治与教育中心
2017 年 12 月

目　录

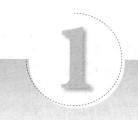

一、对哮喘的新认识

哮喘是全世界范围内最常见的慢性疾病之一，且发病率正在上升，尤其在儿童中。儿童哮喘患病率在不同人群介于1%~30%，患病率最高的地区为澳大利亚、新西兰和英格兰。据世界卫生组织2002年估计，全球已有3亿哮喘患者。

幸运的是现在已经有了控制哮喘和长期管理预防的新途径，并有可能减少哮喘的个人、社会和经济负担。哮喘可以治疗和控制，因此，几乎所有患儿都达到以下指标：

（1）避免日间及夜间症状的困扰。

（2）避免严重的哮喘发作。

（3）很少使用或不用缓解药物。

（4）过丰富的、体力充沛的生活。

（5）有正常或接近正常的肺功能。

（一）什么是哮喘

支气管哮喘简称哮喘，是一种常见的肺部慢性非特异性炎症性疾病。这种炎症不同于一般的细菌、病毒感染等引起的炎症，而是一种变态反应性炎症。平常人们吸气时，气体经口鼻腔到喉、气管、支气管，人们无任何不适。而哮喘患者的气道反应性非常高，对外界的刺激，如冷空气、气候变化、吸入花粉、灰尘、尘螨、霉菌或动物皮毛等十分敏感，这些刺激可以引起气道的收缩、狭窄造成呼吸不畅，可有反复发作的胸闷、咳嗽、喘息、呼吸困难等气道阻塞症状，以上症状可轻、可重，并可常年发作甚至威胁生命。但这些症状经过恰当系统的治疗，经常可以得到很好的控制，可以和正常人一样生活、运动和工作。

（1）哮喘可引起反复发作的喘息、呼吸困难、胸闷和咳嗽，尤其是在夜间和清晨。

（2）哮喘是一种气道的慢性炎症性疾病。慢性炎症形成气道反应性增高，当接触各种危险因素时，气道出现阻塞和气流受阻（由支气管收缩、黏液栓形成和炎症加重引起）。

（3）常见的引起哮喘症状的危险因素包括暴露于变应原（如屋尘螨、毛皮动物、蟑螂、花粉、霉菌）、职业刺激物、烟草烟雾、呼吸道（病毒）感染、运动、剧烈情绪波动、化学刺激物以及药物（如阿司匹林和 β 受体阻断剂）。

（4）哮喘发作（或加重）是发作性的，但气道炎症是长期存在的。

（5）很多患者必须每天使用控制药物才能控制症状，改善肺功能及预防发作。也可能偶尔需要使用缓解药物以治疗急性症状，如喘息、胸闷、咳嗽。

（二）易患哮喘的人群

任何年龄、种族的人都有可能患哮喘。哮喘平均患病率为 0.3%~9.2%，各地间有差异。

哮喘的危险因素包括宿主因素和环境因素，前者使得个体易感（遗传倾向性、性别和种族）；后者影响易感个体发生哮喘的敏感性，导致哮喘加重和（或）症状持续。暴露于变应原、病毒及细菌感染、饮食、烟草烟雾、社会经济地位和家庭人口是影响易感个体哮喘发生的主要环境因素。暴露于变应原和病毒感染是导致儿童哮喘加重和（或）哮喘症状持续的主要环境因素。

一个人是否会患哮喘，与过敏体质和环境中的刺激物均有关。特异体质的内因和刺激因子的外因起决定作用。哮喘儿童在身体素质上有两个特点：第一，他们的气道很敏感，外界很小的刺激就可以引起气道狭窄，比如特殊气体、冷空气等；第二，大多数哮喘患者易受变应原的影响，我们称为过敏体质。

（三）哮喘的发病机制

哮喘是一种气道的慢性炎症性疾病，它包括炎性细胞、介质和气道的组织和细胞间复杂的相互作用。这种相互作用导致气道阻塞是由于急性支气管收缩、气道壁水肿、黏液分泌增加和气道重塑，炎症也可以引起气道反应性增高。

发生在哮喘的形态学变化包括炎症细胞（肥大细胞、T淋巴细胞和嗜酸细胞，在炎症反应中起主要作用的细胞）浸润支气管、气道黏液栓塞、间质水肿和微血管漏出，支气管上皮损伤和基底膜下增厚是其特征，还可能有气道平滑肌的肥厚和增生，杯状细胞数量增多和黏膜下腺体扩大（图1）。

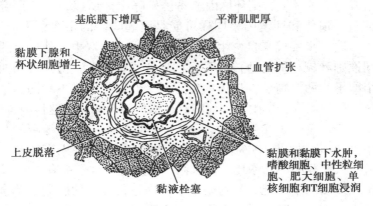

图 1　哮喘的发病机制

（四）哮喘与遗传的关系

发生哮喘病的原因很复杂，同时，亦未被医学界完全了解。其中，哮喘与遗传有一定关系，而过敏性疾病常具有家族性，哮喘患儿有家族性哮喘史是常见的。经常可以看到，哮喘患儿父母或（外）祖父母等亲属中也有哮喘、变应性鼻炎或其他过敏性疾病。但父母是哮喘患者，其子女不一定都患有哮喘，只是有哮喘父母的孩子更容易患哮喘，或者说患哮喘的几率多一些，医学上叫有遗传倾向。

遗传倾向是通过研究哮喘在不同家庭中有不同的发病率而得知的。一些研究显示，如果父母都有哮喘，他们的子女有哮喘的几率可高达60%；如果父母中一人患哮喘，子女患哮喘的几率则降至20%；如父母都没有哮喘，子女患哮喘的机会只有6%左右。但在类似研究中所得数据不全相同，在近亲中患哮喘的人越多，下一代患哮喘的几率就越多。这些研究似乎证明了父母可以通过遗传将哮喘传给下一代，但未去除环境的影响。哮喘患者家庭生活环境可能与无哮喘患者家庭的生活环境不一样，如果前者住的室内有较多的致敏因素或污染的环境，则环境因素易诱发哮喘。所以，一些研究证实，遗传和环境因素同样可能是引起哮喘的主要原因。

进一步发现来自孪生儿身上，如为一卵双生，他们有相同性别和较相似的遗传因素，称单合子孪生儿，另一种为两个卵子和两个精子在母体内生成两个性别相同或不相同的个体，称为双合子孪生儿，他们有近似但不全相同的遗传因素。据调查，单合子卵生儿中，一人有哮喘，另一个有哮喘的几率为20%，而非100%；当双合子孪生儿其中一人有哮喘，另一人有哮喘的几率比一般人高，但低于单合子中有20%几率患哮喘的孪生儿数，这是由于体内遗传因素的影响。单合子中一人患哮喘，另一人不一定有哮喘，说明遗传并非为单一因素，后天环境及其他因素对哮喘亦有很大影响。

有的父母虽然没有哮喘，但他们可能有其他过敏性疾病，如皮肤过敏或变应性鼻炎等，这些过敏性倾向也会传给下一代，使他们较易患哮喘。

（五）哮喘能否根治

哮喘发病原因复杂，发病机制尚未明确，目前尚无根治办法。现行的治疗目标是减少发作次数，减轻发作程度，预防和控制发作，使患儿生长发育不受影响。对绝大多数儿童来说，如果系统治疗，多可达到这个目的；如为成人，其生活质量亦将大大提高。但在平时，我们常听到小儿患哮喘，长到青春期就自然好了，治不治不要紧，就是这些错误认识，使不少哮喘患儿丧失了治疗的时机。实际由儿童哮喘发展成成年哮喘的几率还是很高，最高可达60%~70%，最低时有5%~10%的哮喘患儿可发展成成年哮喘。从中国香港的统计，儿童有5%以上患有哮喘，而成年人只有0.5%，所以10个患儿有9个是可以临床痊愈的。不过很多时候患儿父母过于心急，在其子女哮喘刚得到药物控制时，他们便担心将用药太久，长时间服用是否有不良反应或失效，什么时候哮喘能断根。其实，哮喘是儿童慢性病之中最普遍的一种，最主要是在发作缓解期仍坚持吸入糖皮质激素或口服孟鲁司特的方法来减低气道反应性，坚持用药2~3年，重症患儿也许更长，多数患儿到青春期哮喘得到良好控制，部分患儿可达临床治愈。

因为哮喘是一种具有发作性变化的慢性疾病，用药必须因人、因时而异，其用药量及次数则依病情轻重程度变化。现国际推崇以阶梯式升级或降级治疗方式来进行适当调整用药，称阶梯式治疗方案。一旦哮喘被控制数周或数月后可以调整用药，在哮喘控制3~6个月时可以考虑降级治疗，要用最少药量来维持控制哮喘的发作。绝大多数哮喘患者，每天均需要用抗炎药物，而不要过多依赖支气管舒张药的应用。

二、哮喘发作的症状

哮喘患者要了解自己哮喘发作的方式，警惕早期症状，如过敏性哮喘开始，可有打喷嚏、流清涕、鼻痒等变应性鼻炎的症状；而哮喘发作的主要症状有咳嗽、咳痰、胸闷、喘息、呼吸困难等。因为哮喘发作时呼气比吸气更困难，所以肺内常有过多气体贮存呼不出来而引起胸部饱满、肺气肿。常见症状如下：

（一）咳嗽

咳嗽是呼吸道疾病非常普遍的症状，常见于感冒、气管炎、肺炎、肺结核、肺癌；咳嗽亦是哮喘最常见症状。很多患者在发病初期只表现有长期咳嗽，一般由呼吸道感染引起的咳嗽在2~3周后消失，但若咳嗽持续1~2个月仍不消失，又以干咳为主，并在夜间、晨起及运动后加重，经用支气管扩张药及抗组胺药或糖皮质激素治疗后症状好转，但用抗生素治疗无效，这种长期咳嗽，经医师检查排除气道异物或肺结核等其他疾病，可诊断为咳嗽变异性哮喘。

（二）气短

气短指患者感觉呼吸困难。由于支气管痉挛使患者有气短感觉，病情轻者只在运动时或进行较大体力活动时感觉到气量不够，平时只觉胸闷。但病情比较严重者，症状就明显很多，即使在静止时亦会感到呼吸困难，在其周围的人亦可听到患者呼吸时发出的喘鸣声；病情更严重时有持续喘憋发生，呼吸急促，亦不能平卧，坐着呼吸才能稍感通畅。

（三）夜间醒来

夜间醒来即夜间哮喘发作。很多哮喘患者常有半夜及黎明时憋醒的经历，有时常需服用平喘药才能继续入睡，在半夜尤其是清晨4~5时气道阻塞最严重，使患者感到呼吸困难，对刺激因素更敏感。重者被迫采取坐位，两手前撑，两肩耸起，遍身冷汗，唇指发绀，彻夜难眠，痛苦异常，除了会引起睡眠不足，亦会影响学习和工作。

（四）其他与过敏有关的症状

随着生活环境的改变，过敏性疾病逐渐增多，它可以发生在皮肤，也可以发生在呼吸道、眼等部位。常见症状为打喷嚏、流水样鼻涕、眼睛红肿、流泪、皮肤荨麻疹、风疹块、瘙痒、腹泻、上颚发痒、气道敏感，严重者甚至呼吸困难、喘息，甚至休克等。

哮喘患者因吸入一些致病原如屋尘螨、动物的毛发等而引起气管过敏反应。患者往往有变应性鼻炎如鼻痒、鼻塞、打喷嚏、流涕，皮肤过敏的症状（表1）。

表 1　常见过敏性疾病的变应原及症状

常见的过敏疾病	常见的变应原	表现症状
变应性鼻炎（鼻）	植物花粉、霉菌孢子、室尘螨屋尘、昆虫体屑、化学药剂	连续的喷嚏、清水样的鼻涕、鼻塞、上颚发痒、咳嗽不止
变应性结膜炎（眼）	空气污染、花粉、霉菌孢子、化学药剂等	眼睛发红、肿胀、发痒、流泪
荨麻疹（皮肤）	食物、昆虫叮咬、动物毛屑、劣质化妆品、植物汁液、橡胶及其他	皮肤发痒极度难忍，风疹块、红斑水肿，严重时发生呼吸困难或休克
气道过敏（呼吸道）	植物花粉、室尘螨、霉菌孢子、冷空气、屋尘、香水、昆虫体屑、化学药剂等	气道高反应、咽喉发痒、喉头水肿、咳嗽、喘息严重者呼吸困难
感冒引起过敏症状（上呼吸道）	无致敏原，是由病毒感染后引发的过敏反应	清水样的鼻涕、打喷嚏、鼻塞、咽喉发痒、喉头水肿、咳嗽

三、哮喘的诊断

（一）哮喘的诊断

1. 如果存在以下任何征象或症状，即应考虑哮喘：

（1）频繁的喘息发作，多于每月 1 次。

（2）活动诱发的咳嗽或喘息。

（3）咳嗽，尤其在夜间发生而没有病毒感染。

（4）喘息不受季节变化影响。

（5）3 岁后仍有症状。

（6）症状在接触以下物品或在下列情况下出现或加重：

- 毛皮动物。
- 化学气雾剂。
- 气温改变。
- 室尘螨。
- 药物（阿司匹林、β 受体阻断剂）。
- 运动。
- 花粉。
- 呼吸道（病毒）感染。
- 烟雾。
- 剧烈情绪波动。

（7）儿童的感冒反复地"发展到肺部"或持续 10 天以上才恢复。

（8）症状在服用哮喘治疗药物后减轻。

2. 测定肺功能可确定气流受限的严重程度、可逆性及变异情况，帮助明确 5 岁以上儿童哮喘的诊断。

3. 用肺量仪测定气流受限情况及其可逆性，是确立哮喘诊断优先选用的方法。

给予支气管舒张剂后 FEV_1 上升≥12%，提示存在支持哮喘诊断的可逆性气流受限（但是多数哮喘患者并不是每次测定时均显示存在可逆性，在这种情况下，最好重复测定）。

4. 峰流速（PEF）测定可作为诊断和监测哮喘的重要手段。

（1）PEF 的测量结果最好是用他 / 她自己的峰流速仪与其以前测量的最佳值比较。

（2）吸入一种支气管舒张剂后，PEF 改善达到 60L/min（或与用药前比较≥20%），或 PEF 日间变异率（连续监测 2 周）≥13% 提示哮喘诊断。

（二）哮喘的鉴别

5 岁以后出现喘息的儿童多数是哮喘。但是，对 5 岁及以下儿童，其哮喘的诊断非常困难。阶段性的喘息和咳嗽在非哮喘儿童也很常见，尤其在 3 岁以下儿童。儿童愈小，用其他疾病解释其反复喘息的可能性愈大。

尽管存在着过多治疗的可能，但有效使用抗变应性炎症药物及支气管舒张药比应用抗生素能更好地缩短喘息发作的时间或减轻其程度。

反复喘息的其他原因，尤其在婴幼儿早期，包括慢性鼻 - 鼻窦炎、腺样体肥大、异物吸入、胃食管反流、反复下呼吸道病毒感染、支气管肺发育不良、肺结核、先天性畸形导致胸腔内气道狭窄、异物吸入、原发性纤毛不动综合征、免疫缺陷、肺囊性纤维化、先天性心脏病等。

5 岁及以下儿童哮喘的诊断主要立足于临床判断、症状评估和体检结果。在此年龄组，对确诊哮喘很有用的一个方法是给予支气管舒张药和吸入糖皮质激素进行试验治疗。在治疗期间临床症状明显改善，而停用治疗后即恶化，则支持哮喘诊断。对 4~5 岁儿童可教其使用峰流速仪，但为保证结果准确，需要在父母监督下进行。

（三）诊断儿童哮喘时须考虑的其他问题

1. 使用日记卡记录症状和测定 PEF 值（5 岁以上儿童）是儿童哮喘管理的重要方法。

2. 变应原皮试或测定血清特异性 IgE 有助于确定危险因素，从而采取适当的环境控制措施。

（四）哮喘严重度的分级

哮喘病情严重程度应依据达到哮喘控制所需的治疗级别进行回顾性评估分级，因此，通常在控制药物规范治疗数月后进行评估。一般而言，轻度持续哮喘，第 1 级或第 2 级阶梯治疗方案治疗能达到良好控制的哮喘；中度持续哮喘使用第 3 级阶梯治疗方案治疗能达到良好控制的哮喘。重度持续哮喘需要第 4 级或第 5 级阶梯治疗方案治疗的哮喘。哮喘的严重度并不是固定不变的，会随着治疗时间而变化。

四、控制哮喘

哮喘治疗的目标是取得和维持控制该疾病的临床症状达较长时期。当哮喘获得控制后，患者可以预防多数哮喘发作，避免日夜困扰的症状，进行体力充沛的生活。

为达到此目标，哮喘的治疗包括四个相互关联的部分：

（1）建立患者/家庭/医师间的伙伴关系。

（2）识别危险因素，减少对其暴露。

（3）评估、治疗和监测哮喘。

（4）哮喘发作的处理。

（一）建立患者/家庭/医师间的伙伴关系

在医疗保健人员的帮助下，患者及其家人可以主动地参与哮喘的管理，以预防某些问题的发生，并过丰富的、体力充沛的生活。他们能够学会如下方面：

（1）避免危险因素。

（2）正确使用药物。

（3）理解"控制药物"和"缓解药物"的不同。

（4）根据症状监测哮喘的控制状态，如有可能在5岁以上儿童使用 PEF。

（5）认识哮喘加重的征象，从而采取行动。

（6）在适当的时候寻求医疗帮助。

教育应该是医护专业人员和患者之间所有互动的有机组成部分。使用各种方法，如讨论（与医师、护士、社区保健服务人员、咨询人员、教育工作者）、示范、书面材料、小组上课、视听资料、戏剧、患者支持小组，帮助加强传播有关教育的信息。

医师和患儿及其家庭／看护者应该在一起共同制订一个医疗上恰当而可行的书面个人哮喘管理计划。下面是维持哮喘控制行动计划的内容举例。

你的常规治疗药物：

1. 每天使用：

2. 运动前使用：

什么时间增加治疗

评估你的哮喘控制水平

在过去 1 周你是否曾有：

日间哮喘症状多于 2 次？　　　　　　　　　　　否　　是

活动或运动因哮喘受限？　　　　　　　　　　　否　　是

因哮喘夜间醒来？　　　　　　　　　　　　　　否　　是

需要使用你的［缓解药物］超过 2 次　　　　　　否　　是

如果你在监测你的峰流速，峰流速少于_____？

如果你回答"是"达到 3 项或以上，则你的哮喘未得到控制，你需要升级治疗。

如何增加治疗

按如下确定你的治疗，并每天评估是否改善：

_____［在此写下你的下一步治疗］

维持此治疗_____天［具体天数］

什么时间打电话给医师／诊所

如果你对治疗无反应达_____天［具体天数］，

给你的医师／诊所打电话：_____［提供电话号码］

_____［可获进一步指导的其他途径］

急诊 / 严重失控

✔ 如果你有严重呼吸困难，只能说短句

✔ 如果你正有严重哮喘发作，并感到恐惧

✔ 如果你需要缓解药物超过每 4 小时一次，且无改善

1. 吸入 2~4 喷＿＿＿＿＿＿＿ ［缓解药物］

2. 服用＿＿＿＿＿＿mg＿＿＿＿＿＿ ［口服糖皮质激素］

3. 寻求医疗救助：去＿＿＿＿＿＿＿＿；地址＿＿＿＿＿＿＿＿；电话：＿＿＿＿＿＿

4. 继续使用你的＿＿＿＿＿＿＿ ［缓解药物］，直至你得到医疗救助。

（二）识别危险因素，减少暴露

哮喘患者具有超敏感的呼吸道，这是正常人所没有的。当患者与一些能引起哮喘发作的激发物接触后，就会导致气喘。为了帮助患者控制哮喘，应该尝试找出一些引起哮喘发作的刺激因素（变应原、刺激物和物理变化），并在下一次门诊时患者可就这方面的问题向医师请教，并要尽量减少接触诱发哮喘的因素。

1. 哮喘的触发因素 通常人们受到感染时，体内便产生抗体，帮助战胜感染的侵袭，并可预防再次被感染。而过敏体质的人（特应性）在接触了植物花粉、室内颗粒、动物皮毛、特殊食物等物质后，体内产生一种过敏抗体（IgE），这种抗体结合到皮肤或黏膜肥大细胞上，当再次接触到上述过敏物时，它可引起肥大细胞释放一些组胺等过敏介质，这些过敏介质可引起荨麻疹、花粉症，呼吸道敏感的患者也可出现哮喘。支气管哮喘的形成及反复发作有很多因素参与，其中有吸入致敏物（抗原物质）、呼吸道感染、气候、精神及运动等因素。吸入致敏物主要引起呼吸系统变态反应，致敏物有螨、霉菌、花粉、病毒等，它们沉积于呼吸道黏膜后，可被细胞吞入，激活淋巴

细胞、嗜酸细胞及肥大细胞等，引起体内多种免疫反应。绝大多数哮喘患儿易受变应原的影响，称为过敏体质（特异质）。

呼吸系统变态反应患者，并非生来就对抗原有敏感性，致敏是在与抗原物质长期接触的过程中发生的，对花粉的致敏需要1~4年。

（1）吸入性致敏物大多数来自生活环境，最常见的吸入致敏物如下：

1）屋内尘土：简称屋尘，是呼吸道最主要致敏物质之一。由于暴露于各种尘土而致呼吸道症状加重的情况很常见，尘土作为非特异性刺激物，亦可作为一种特异性刺激物诱发和加重呼吸道症状。室内尘土有很多复杂成分，其中含有动物脱落皮屑、霉菌、细菌、花粉、昆虫碎片、人的上皮脱屑、动植物纤维、食物残渣等，实际是一混合物。许多资料认为螨是室尘抗原的主要来源。

2）螨：螨是一种很小的虫子，肉眼几乎看不到，长约0.25mm，似针尖大小，只有在放大镜和显微镜下才能看见。其形状多为圆形或椭圆形。它属于节肢动物，其中屋尘螨生长于人类居住的环境中，以人和动物的皮屑为食物。螨在温暖潮湿的环境中易于生存和繁殖，水分占螨体重的80%，当螨体内水分降至46.5%以下时，螨即死亡。螨在卧室、床褥、枕头、沙发、衣物等处最多。垃圾、面粉中也有，有的人一到粮店就过敏，这不是面粉的缘故，而是螨所致。

螨和它的分泌物及其死后的碎屑大量存在于屋尘、粉尘中，随时可吸入气管。哮喘患者由于遗传因素或个人体质等因素，呼吸道呈高反应性，对吸入的螨产生过敏反应，引起气道狭窄，发生哮喘。螨引起的哮喘为世界性分布。螨过敏在儿童尤为多见，由螨过敏引起的哮喘发病早，症状可开始于2岁以前，夜间发作为主。

屋尘螨和粉尘螨有何不同。屋尘螨作为尘螨的种类之一，顾名思义主要在家庭卧室内的地毯、沙发、被褥、坐垫、床垫和枕芯内滋生，以人体身上脱落下来的皮屑为食饵。粉尘螨又叫粉食皮螨，可在家禽饲料、仓库尘屑和纺织厂尘埃中发现，也可栖息于房舍灰尘、地毯和充填式家具中。因为尘螨不同种类的变应原之间存在抗原交叉性，对于一种尘螨过敏对另外一种热带螨也会产生不同程度的反应。

3）霉菌：霉菌属于植物界，但没有根、茎、叶，只能寄生或腐生生活，能进行有性和无性繁殖，产生孢子和菌丝。霉菌为吸入性抗原，对特应性个体可引起致敏反应，霉菌容易在潮湿多雨和近海地区繁殖。在温度适宜，有一定湿度的环境空气中霉菌增多，故在夏季或霉雨季节霉菌致敏情况加重，但季节性不似花粉那样明显。

4）花粉：植物花粉可导致变态反应。花粉依靠风或昆虫的作用飘散在空气中，其种类繁多，数量惊人，一株玉米平均可产生 50 000 000 粒花粉。花粉在空气中的传播有一定季节和区域性，有的花粉如松、杉类花粉常有气囊，可能随风飘到1700 公里以外的地方，而草本植物的花粉如小麦花粉 90% 在小麦地里，而在距散播地 300 米以外，则只有 0.2%，故花粉传播有一定区域性特点。

5）皮毛（上皮）抗原：所有温血类的动物如猫、狗、马等产生的皮屑、尿、唾液均可引起过敏反应，而哺乳类动物的上皮脱屑有更强的致敏作用，敏感的人不一定需要与动植物直接接触，而进入这些动物存在的环境即可发病。发作症状轻重不一，可从轻微不适到严重哮喘。有些国家养猫狗类宠物甚多，致使有些学龄儿童在学校中易有哮喘发作，可能与间接接触同学家中饲养的猫、狗有关。

6）羽毛：陈旧的鸡、鸭、鹅、鸽的羽毛可引起呼吸道变态反应，可能是其中有一些致敏产物，但亦不排除陈旧羽毛中容易有灰尘、螨、真菌等混杂物或一些致敏物质滋生在里面而引起过敏。

7）蟑螂：蟑螂是家庭中常见的昆虫，蟑螂粪便和蟑螂沾染过的食物都带有致敏原，其作为引起哮喘的因素日益受到重视。

8）蚕丝：未加处理的蚕丝（丝棉）在我国应用较广，尤其在南方，因丝棉未经过加工处理，有较强致敏性。由于冬季使用丝棉做棉衣、被褥多，故冬季发病也较多。如常年用干燥蚕屎作枕心及用蚕丝被褥等，则可常年发病。其症状在接触丝棉几分钟内就会出现流鼻涕打喷嚏、鼻痒、鼻塞等，亦可结膜充血、眼痒、流泪、荨麻疹等，有如此情况，应将使用的丝棉处理掉。

（2）食物致敏：食物可以引起喘息、腹痛及皮疹等情况。此外，这种食物引起的喘息可以反复出现，比如有人吃了牛奶或虾哮喘就发作，等缓解后，如下次再吃同样食物则又复发，就可确诊该种食物是哮喘的主要诱因，因此，就不要再吃这种食物了。但真正由食物引起的哮喘是很少见的，主要发生在婴幼儿期，所以，一般没有理由限制孩子的饮食。健康身体需要均衡营养，没有任何一种食物可以完全满足人体需要，人体需要各种营养，只能从许多种不同种类食物中摄取，各种食物所含营养素种类、分量不同，重要的是不能偏食。皮肤变应原试验可能显示某种食物呈阳性反应，但它不一定就是哮喘发作的诱因。盲目限制患儿饮食，容易造成营养不良，对孩子的病情及生长发育没有好处，如果确实怀疑发病与食物有关，还应该专门请哮喘或变态反应科的医师来核实或征求他们的意见。

（3）感染因素：儿童哮喘的发生常与呼吸道感染如感冒、毛细支气管炎、气管炎、肺炎有一定关系。呼吸道感染多数是病毒感染引起的，病毒感染可提高支气管内神经的张力，这些都是引发哮喘的因素。有时局部有鼻炎、鼻窦炎也是发病诱发，部分年龄大的儿童，哮喘发作与支原体感染有关。由于病毒种类繁多，预防其感染很困难，应用抗生素对病毒是无效的。一般认为细菌感染对哮喘的影响较少，故不要滥用抗生素。但平时尽量预防感冒对防止哮喘发作还是有一定作用的。

（4）哮喘发作季节：春秋季树木花草，百花齐放，各种花粉颗粒在空中漂浮，此时过敏体质的人吸入花粉后易有鼻塞、打喷嚏、咳嗽和哮喘发作。另外，春秋季节气候多变，易对支气管刺激，诱发哮喘。而儿童哮喘的发生最多的还是冬季，主要是此时呼吸道感染最多。

2. 减少哮喘的触发因素 为改善哮喘控制及减少对医疗的需求，患者应该采取措施以避免引起哮喘症状的危险因素。但是，很多哮喘患者对在环境中无所不在的多种因素产生反应，且完全避开其中某些因素几乎是不可能的。所以药物治疗在维持哮喘控制中发挥重要作用。哮喘处于控制状态时，患者常对这些危险因变得不太敏感。

体力活动是哮喘症状发生的常见原因，但患者不应该避免锻炼。在剧烈运动前先吸入速效 β_2 受体激动剂（简称 β_2 受体激动剂）可预防症状的发生（也可选择抗白三烯类药物）。

3 岁以上患有严重哮喘的儿童应该每年接种流感疫苗，或至少在普通人群需要接种时进行接种。但是，常规进行流感疫苗接种对哮喘儿童似乎不能产生保护作用，从而减少哮喘发作或改善哮喘控制。

环境控制措施，在过去 30 年里，在很多国家中室内和室外的致敏因素已有不少变化，并已使过敏性疾病和哮喘的危险性增加。工业化国家中不少人由于大部分时间是在室内度过，故室内环境是暴露于变应原和刺激物的重要场所。再加上住房拥挤，自然通风降低，导致室内污染物和室内尘螨增加，故应尽量采用措施，改善环境，这样才能减少患者用药量。

（1）能引起哮喘发作的东西不要留在家里。

（2）很多哮喘患者对带毛的动物过敏。

（3）把动物关在门外，不要养宠物（图2）。

（4）不要在室内吸烟，帮助吸烟者戒烟（图3）。

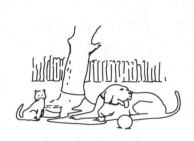

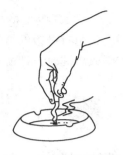

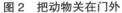

图 2　把动物关在门外　　　图 3　不要在室内吸烟

（5）家里不能有强烈的气味，不能有香水味的肥皂、洗发液或润肤液，不能点蚊香（图4）。

（6）哮喘患者睡觉的屋子要使用一些特殊卧具，拿走大、小地毯（图5），因为他们可以积灰尘和霉菌；拿走软椅座垫和多余的小靠垫，因为他们可以积灰尘。不要让动物上床或在卧室，卧室里不要吸烟或有强烈的气味。

（7）保持床垫简单。尘土积存在床垫、毯子和枕头里，这些尘土对多数哮喘患者有影响。床垫和枕头套上特殊的防尘土的带拉链的套子（图6）；不用稻草做的枕头和床垫；简单的褥子可能比床垫要好；经常用很烫的水洗床单和毯子，放在太阳下晒干。

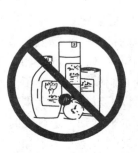

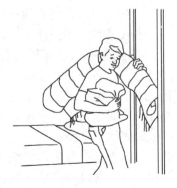

图 4　家里不能有强烈的气味　　　图 5　拿走大、小地毯

（8）开窗户以保持空气新鲜和干净（图7）。当屋里热和发闷时，当有做饭的烟雾和屋里有强烈气味时把窗户打开；燃烧木柴或煤油时，把窗户开一点以排除烟雾。

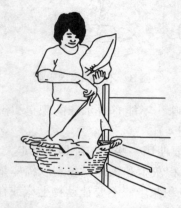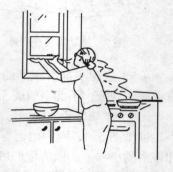

图6　床垫和枕头套上特殊的防尘土的带拉链的套子

图7　开窗户以保持空气新鲜和干净

（9）当外面的空气充满汽车尾气、工厂的污染、扬尘以及花和树木的花粉时把窗户关上（图8）。

（10）当哮喘患者不在家时，做以下家务（图9）：扫地、吸尘或抹布；刷漆；喷洒杀虫剂；用强清洁剂；煮有强烈气味的食物。在哮喘患者回家前把屋里的气味排放干净。如果没人帮忙，哮喘患者必须扫地或抹灰时，一定要戴面罩或纱巾。

3. 常见变应原的环境控制　控制尘螨变应原的目的不是让它变为零，而是要将尘螨变应原的接触水平降低到危险水平以下。许多过敏患者有一个普遍的错误认识，就是如果不能避开所有的变应原，那么设法去避开它们就没有意义了。而事实上，将变应原水平降低到一定程度以下对过敏患者来说是非常重要的。因为只有在吸入的变应原水平达到一定程度时，过敏体质者才会出现过敏症状。变应原的吸入是一个累加的过程。如果我们将人的免疫系统比作一只水桶，而变应原就是桶中的

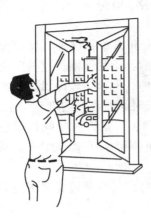
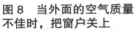
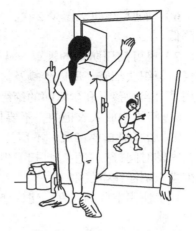

图8　当外面的空气质量
不佳时，把窗户关上

图9　哮喘患者不在家时，做
家务

水，如果水的数量不超过桶的容量时，过敏症状就不会出现。环境控制可以帮助您的孩子避开足够多的变应原，从而使桶中的水始终不溢出，也就是说不会出现过敏症状。

（1）螨虫过敏应如何进行环境控制：

1）每周清洗一次床单、被套、枕头套，尽可能使用高温来洗涤（摄氏60度以上最佳）。经常让寝具通通风，能直接晒太阳最好。枕芯和被子最好选用化学纤维材质的，不要选用羽毛或荞麦皮这类天然材质，因为其本身可能引起过敏。

2）尽量不玩毛绒玩具。如果孩子非抱不可，那么至少每周用摄氏60度以上的热水洗涤一次这些玩具。

3）加软垫的床头板、布艺沙发、软垫椅都可提供尘螨最好的寄生环境，所以最好不用。

4）避免使用易积灰的厚重窗帘，可选用简单的易清洗的纯棉窗帘，每周清洗一次。

5）避免使用地毯，可选用易于清理的硬木地板或瓷砖地面，每天擦拭，注意墙角和家具的底部和缝隙处。

6）勤通风，每天至少 2 次，每次 30 分钟。让居室内的湿度降低。

7）也可使用防螨的被罩、枕套和床单，这种材质可流通空气，但织法细密，所以尘螨及排泄物不易泄漏。这些防螨床上用品可当做孩子和尘螨间的绝缘体，但价格较昂贵。

8）将衣物放入衣柜内，不要长时间挂在室内堆积尘土。

9）居室清扫要彻底，不留死角，可选择对尘螨过敏患者不在家的时间打扫卫生。打扫卫生时用湿抹布擦拭尘土，从而减少尘土飘浮在空气中。

10）使用空调的家庭，建议您每月对空调过滤网用流动水冲洗一次。

（2）室内尘土过敏该怎样进行环境控制：

1）应尽量保持室内清洁，避免或减少家庭用品积灰尘。

2）应避免使用地毯及容易积聚尘土的家具。

3）应避免用棉花、羽毛等充填的玩具。

4）书籍应放在封闭的书柜内。

5）旧报刊、杂志及其他容易积尘的物品应移出室外。

6）尽量移开或减少室内植物，如果为人造花卉应注意保持清洁。

7）使用空调或空气过滤机可清除大量灰尘及其他吸入变应原。

8）尽可能清除卧室内灰尘，床垫和枕头最好选用便于清洗的合成材料制成品。

（3）霉菌过敏该怎样进行环境控制：

1）避开潮湿房间，如地下室，勿使用加湿器。

2）卫生间的地面和墙壁应经常擦洗，保持光洁，浴帘亦要经常清洗，避免霉菌生长。

3）家中墙壁和地板的霉菌可用 1%~2% 福美锌来控制。墙壁天花板上有大片霉斑时也可选用防水、防霉好的乳胶漆重新粉刷。

4）保持家居干爽、通风。可使用除湿机让家中湿度保持50%以下，以抑制霉菌生长。

5）有霉味的地毯、纺织品及书籍均要拿走。

6）室内尽量不要摆放盆栽植物，因为霉菌也可生长在土壤中。

7）垃圾桶应放在室外，并每天倒掉垃圾，定期用漂白剂清洗垃圾桶。

8）经常给冰箱除霜、清洗并保持干燥，以防霉菌生长。

9）使用空气过滤器和空调的家庭，要定期流水清洗或更换滤网。

10）外出时应避开霉菌易于滋生的地方，如树叶堆、近地端树干、阴暗处或草木繁茂处及堆放垃圾的地方。

（4）对宠物过敏该怎样进行环境控制：

1）如有可能，家庭禁养宠物。

2）禁止宠物进卧室，经常使用真空吸尘器除尘。

3）应尽量避免动物毛发制品，如地毯、织物等。

4）在室外也要避免接触动物，如对马毛过敏者应禁止骑马。

（5）对花粉过敏该怎样进行环境控制：树木、牧草及杂草花粉是无法完全避免的。如患者无法迁居，则可采取如下措施：

1）花粉过敏患者在花粉高峰期要尽量减少外出，多在室内活动；不要到树木、花草多的公园或野外活动，不要采集花枝。

2）避免室内养花。

3）花粉高峰期应关闭居室门窗，可有效防止刮风时将花粉带入室内。

4）开窗时应挂湿窗帘，以阻挡或减少花粉侵入。

5）花粉高峰期外出活动时可戴上口罩。

（6）蟑螂过敏如何防治：蟑螂过敏可通过整顿环境，消灭蟑螂的隐蔽处所及使用灭蟑药来杀灭蟑螂。可通过以下措施来防治：

1）食物放入容器内密闭保存，断绝蟑螂的食物来源。

2）应定期彻底打扫室内卫生，家中不堆放纸箱、报纸或空瓶。及时倾倒室内垃圾。

3）漏水的龙头要修好，避免家中潮湿的环境。

4）室内地板、墙壁要妥善修补，可以用水泥或干燥剂填补缝隙。

5）晚上睡觉前，将厨房、水槽、浴室等处的排水孔紧密盖紧，防止水沟内蟑螂沿排水管道侵入室内。

6）放置除蟑螂药剂时，应留意空隙及裂缝。

7）杀灭蟑螂后要彻底清除蟑螂尸体及排泄物。

4. 雾霾天如何预防儿童哮喘　随着经济的高速发展和城市化进程的加速，我国城市大气污染也日趋严重，尤其到了冬季，大多城市都遭遇了"雾霾围城"的窘境，哮喘儿童在此天气应如何预防哮喘急性发作呢？

首先知道要知道什么是雾霾？雾霾是雾和霾的统称，是一种天气现象。空气中的灰尘、硫酸、硝酸和有机碳氢化合物等大量极细微的干尘粒子均匀的浮游在空气中，导致能见度降低，如果水平能见度小于 10 000m 时，将这种非水成物组成的气溶胶系统造成的能见度降低称为霾（haze）或灰霾（dust-haze）；当空气中的粒子是由于水汽凝结、空气湿度增大产生的，这种天气现象即为雾。雾和霾最大的差别是雾天空气湿度较高，而霾天空气湿度相对较低，但由于通常情况雾和霾并存，因此统称雾霾。

空气质量分为 6 级，以描述其严重程度，在不同空气污染程度时，对人体造成不同危害，针对这些情况，相关部门给出了不同健康指导意见。

● 一级：空气质量指数 0~50，优级，表示颜色为绿色。空气质量令人满意，基本无空气污染。各类人群可正常活动。

● 二级：空气质量指数 51~100，良，表示颜色为黄色。

空气质量可接受，但某些污染物可能对极少数异常敏感人群健康有较弱影响。极少数异常敏感人群应减少户外活动。

- 三级：空气质量指数 101~150，轻度污染，表示颜色为橙色。易感人群症状有轻度加剧，健康人群出现刺激症状。儿童、老年人及心脏病、呼吸系统疾病患者应减少长时间、高强度的户外锻炼。

- 四级：空气质量指数 151~200，中度污染，表示颜色为红色。进一步加剧易感人群症状，可能对健康人群心脏、呼吸系统有影响。儿童、老年人及心脏病、呼吸系统疾病患者避免长时间、高强度的户外锻炼，一般人群适量减少户外运动。

- 五级：空气质量指数 201~300，重度污染，表示颜色为紫色。心脏病和肺病患者症状显著加剧，运动耐受力降低，健康人群普遍出现症状。儿童、老年人及心脏病、肺部疾病患者应停留在室内，停止户外运动，一般人群减少户外运动。

- 六级：空气质量指数 >300，严重污染，表示颜色为褐红色。健康人群运动耐受力降低，有明细强烈症状，提前出现某些疾病。儿童、老年人和患者应当留在室内，避免体力消耗，一般人群应避免户外活动。

雾霾天应采取哪些措施预防哮喘发生对于哮喘儿童尤为重要。我们建议如下：

（1）天气条件好时应经常通风，即使在雾霾天气里也应适当通风，午后开窗换气 30 分钟左右。由于室内过度干燥会增加空气中的尘埃，因此，应适当增加室内的湿度。

（2）雾霾天气室内尽量开启空气净化装置，降低室内空气中污染物的浓度。

（3）雾霾天气时避免外出，尽量不到人员密集地方，如商场、电影院。外出最好佩戴适宜的能够有效去除颗粒物的防霾口罩。

（4）雾霾天从外面回来要清洗面部及裸露的肌肤，清洗鼻腔，及时脱掉身上的外衣和口罩。

（5）雾霾天气儿童虽减少了室外活动，但应有适当的室内活动，锻炼身体。

（6）多吃蔬菜、水果，多饮水，随时增减衣物，避免过热出汗受凉。

（7）雾霾天气里哮喘及变应性鼻炎儿童更应该规范治疗，预防哮喘急性发作及变应性鼻炎的发病。

（三）哮喘的治疗

哮喘治疗的目标：取得和维持临床控制。多数患者经过如下1个周期后通常能够达到：

- 评估哮喘控制状况
- 治疗以取得控制
- 监测以维持控制

1. 哮喘治疗的控制药物及缓解药物　现代医学已经认识到哮喘病理基础是气道慢性变应性炎症，并对外界刺激很敏感，因此，在治疗支气管哮喘时，不应一味舒张支气管，而应同时重视抗炎和降低气道反应性的治疗。随着新观点出现，哮喘治疗重点亦有所变化，过去偏重于应用支气管舒张药，解除支气管收缩以缓解症状的治疗，必然不能满足现实的需要，为了早期消除支气管炎症，具有抗炎作用的激素已成为治疗哮喘的主要措施。

哮喘以气道慢性非特异性炎症为主要病因。激素是治疗和长期控制最有效的药物，在所有的国际和国内的治疗指南中，都是必要的治疗药物，所以吸入激素的长期应用是有必要的，且吸入激素的使用，剂量的加减、停用必须在专业的哮喘医师指导下使用（图10）。

与口服和静脉应用激素相比，吸入激素治疗能够使药物更

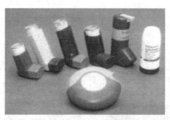

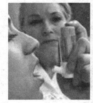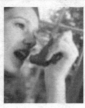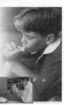

图 10　治疗哮喘的吸入药物

好地到达气道局部，从而发挥"抗炎作用"，同时不良反应明显减少。因此，无论国内，还是国外的《支气管哮喘诊治指南》均把吸入激素作为支气管哮喘的首选治疗方案。哮喘的这种气道炎症属于慢性炎症，即使给予了短期的充分治疗，并不会马上消退，而是可能会长期（甚至终生）存在，因此，需要长时间连续规律用药，从而达到"长期消炎"的目的，避免喘息发作。

　　哮喘的药物治疗是用来预防和控制哮喘发作的，包括控制药物和缓解药物。

　　控制药物： 指长期每天使用旨在达到并维持哮喘长期控制的药物（表2）。

　　缓解药物： 指快速缓解支气管收缩及其伴随的急性症状的药物（表3）。

　　2. 哮喘控制的管理方案　基于控制目标的管理方案：根据年龄分为 ≥6 岁儿童哮喘的长期治疗方案和 <6 岁儿童哮喘的长期治疗方案。

表 2　哮喘药物一览表——控制药物

名称及别名	常用剂量	不良反应	注意事项
糖皮质激素： **a. 吸入剂：** 丙酸倍氯米松 布地奈德 氟替卡松 布地奈德悬液 **b. 片剂或糖浆：** 氢化可的松 甲泼尼龙 泼尼松龙 泼尼松	**a. 吸入型：**根据哮喘的严重度决定开始的剂量（表4和表5）逐渐减量到能达到控制的最低有效量 **b. 片剂或糖浆：** • 每天控制：泼尼松最小有效剂量 5~40mg 晨起或隔天顿服 • 急性发作：青少年 40~60mg/d，分1~2次；儿童 1~2mg/(kg·d)	**a. 吸入型：**每天剂量超过 1mg 可能合并皮肤变薄，易挫伤，极少肾上腺抑制。局部不良反应：声嘶及口咽部念珠菌感染。儿童应用高剂量可产生轻微生长迟缓或抑制（平均）1cm。但达到预计预计成人身高不受影响 **b. 片剂或糖浆：**长期应用可能导致骨质疏松、高血压、糖尿病、白内障、肾上腺抑制、生长抑制、肥胖、皮肤变薄或肌肉无力。口服糖皮质激素应考虑患共同存在的疾病会更严重，如疱疹病毒感染、水痘、结核、高血压	**a. 吸入型：**药物的疗效可平衡药物潜在的很少的不良反应。使用储雾器吸入 MDI 及吸药后漱口能降低口腔念珠菌感染。各种剂型每喷的剂量或基础微克数是不同的（表5） **b. 片剂或糖浆：** • 长期使用：隔天清晨服用毒性较小 • 短期使用：3~7天可得到有效地迅速控制

联合治疗
沙美特罗/氟替卡松（舒利迭）　每次1吸（50μg/100μg），每天2次
布地奈德/福莫特罗（信必可），每次1吸（100μg/4.5μg），每天2次

名称及别名	常用剂量	不良反应	注意事项
缓释茶碱 氨茶碱 甲基黄嘌呤	开始剂量 10mg/(kg·d)，通常最大剂量不超过 400mg，分成 2 次口服	恶心、呕吐最为常见。高血药浓度时发生严重的反应，包括癫痫发作、心动过速、心律不齐	需经常监测茶碱血药浓度。许多因素包括发热性疾病都可能影响茶碱的吸收和代谢
抗白三烯类药物 白三烯受体拮抗剂 孟鲁司特（M）	成人、青少年：M 10mg，1次/天；儿童：M 5mg，1次/天（6~14岁）M 4mg，1次/天（2~5岁）	到目前为止在推荐剂量内无特殊不良反应	
抗 IgE 抗体	对 IgE 介导的过敏性哮喘具有较好的效果。但由于价格昂贵，仅适用于血清 IgE 明显升高，高剂量吸入糖皮质激素和 LABA 无法控制的≥6岁重度持续性过敏性哮喘患儿		

表3 哮喘药物一览表：缓解药物

名称及剂别名	常用剂量	不良反应	注意事项
短效 β₂ 激动剂：沙丁胺醇、特布他林	对于随时出现症状的治疗及活动前的预先治疗：2 喷 MDI 或 1 吸 DPI。对于哮喘发作在医师指导下：4~8 喷 / 每 2~4 小时 1 次；或亦可每 20 分钟一次 ×3；或雾化器吸入沙丁胺醇溶液	吸入型：心动过速、骨骼肌震颤、头痛、烦躁。高剂量可出现高血糖症、低钾血症。全身应用片剂或糖浆有增加上述不良反应的危险	是急性支气管痉挛的选择用药。吸入途径比片剂和糖浆起效快且显著。增加用药，未达到预期效果，或每月用量 1 支以上说明哮喘未被控制好，应相应的调整长期治疗方案。每月用量≥2 支意味着有可能发生严重的、可威胁生命的哮喘发作
长效 β₂ 激动剂： a. 吸入剂： 福莫特罗（F）Formoterol	a. 吸入型： DPI-F：每次 1~2 吸 4.5μg/吸），2 次/天 b. 片剂： S：每次 4mg，每 12 小时 1 次	a. 吸入型：比片剂的不良反应少，且不明显 b. 片剂：可能引起心动过速、焦虑、骨骼肌震颤、头痛、低钾血症	a. 吸入型：总是作为辅助药物与抗炎治疗联合应用。与低、中剂量的吸入型激素结合使用比单纯增加吸入型糖皮质激素的剂量效果更明显 b. 片剂：与缓释茶碱一样有效。没有关于其作为辅助药物与吸入型糖皮质激素联合应用的资料
沙美特罗（Sm）Salmeterol	DPI-Sm：每次 1 吸（50μg），2 次/天		
特布他林（T）	T：每次 10mg，每 12 小时 1 次		

名称及别名	常用剂量	不良反应	注意事项
抗胆碱能药物 异丙托溴铵（IB）	IB-MDI 4~6喷/次6小时1次或在急诊室每20分钟1次。雾化器吸入溶液每少年500μg，每20分钟1次×3，然后隔2~4小时1次。儿童为250~500μg	轻度口干或口中有不好的味道	可增强β2受体激动剂的效果，但起效较慢。可以作为无法耐受β2受体激动剂患者的替换用药
短效茶碱 氨茶碱	7mg/kg基础量在20分钟内给入，然后持续静注0.4mg/（kg·h）	恶心，呕吐，头痛。在血药浓度过高时：抽搐，心动过速，心律失常	需要监测茶碱血药水平。在注射后12~24小时测定血浆药物浓度，维持在10~15μg/ml之间
注射用肾上腺素	1:1000溶液（1mg/ml）0.01mg/kg，用量0.3~0.5mg，可20分钟应用1次，共3次	不良反应与选择性β2受体激动剂相似但目更明显。另有高血压，发热，儿童有呕吐及幻觉	如果能选择β2受体激动剂时，此类通常不被推荐治疗哮喘发作
硫酸镁	常用剂量25~40mg/（kg·d），分1~2次，最大量2g/d。加入10%葡萄糖溶液缓慢静脉滴注（20~60分钟），酌情使用1~3天	不良反应包括一过性面色潮红，恶心等。如过量可用10%葡萄糖酸钙拮抗	初始治疗无反应伴持续低氧血症或治疗1小时后肺功能FEV1仍低于60%者可考虑使用静脉硫酸镁

续表

名称及别名	常用剂量	不良反应	注意事项
全身型糖皮质激素	短期口服泼尼松或泼尼松龙1~7天，每天1~2mg/kg（常用每天推荐剂量：2岁以下不超过20mg，~5岁不超过30mg，~11岁不超过40mg，12岁及以上总量不超过50mg），分2~3次。对严重哮喘发作应及早静脉给药，常用药物有甲泼尼龙1~2mg/kg，或琥珀酸氢化可的松5~10mg/kg，可每4~8小时使用1次，一般短期应用，2~5天内停药	短期使用糖皮质激素不良反应较少。儿童哮喘急性发作时使用大剂量激素冲击疗法并不能提高临床有效性，却可增加与激素治疗相关的不良反应的危险性，故不推荐在哮喘治疗中使用激素冲击疗法	全身用糖皮质激素如连续使用10天以上者，不宜骤然停药，应逐渐减量停用

（一）≥6岁儿童哮喘的长期治疗方案（图11）

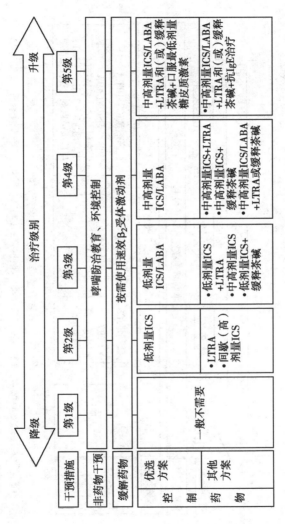

图11 ≥6岁儿童哮喘的长期治疗方案

ICS：吸入性糖皮质激素；LTRA：白三烯受体拮抗剂；LABA：长效 $β_2$ 受体激动剂；ICS/LABA：吸入性糖皮质激素与长效 $β_2$ 受体激动剂联合制剂

（二）<6岁儿童哮喘的长期治疗方案（图12）

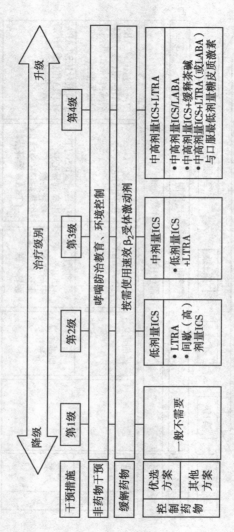

图12 <6岁儿童哮喘的长期治疗方案

ICS：吸入性糖皮质激素；LTRA：白三烯受体拮抗剂；LABA：长效β₂受体激动剂；ICS/LABA：吸入性糖皮质激素与长效β₂受体激动剂联合制剂

表4 ≥6岁儿童常用吸入性糖皮质激素的每天剂量换算（μg）[a]

药物种类	低剂量		中剂量		高剂量	
	<12岁	≥12岁	<12岁	≥12岁	<12岁	≥12岁
二丙酸倍氯米松 CFC	100~200	200~500	~400	~1000	>400	>1000
二丙酸倍氯米松 HFA	50~100	100~200	~200	~400	>200	>400
布地奈德 DPI	100~200	200~400	~400	~800	>400	>800
布地奈德雾化悬液	250~500	无资料	~1000	无资料	>1000	无资料
丙酸氟替卡松 HFA	100~200	100~250	~500	~500	>500	>500

注：[a]：此剂量非各药物间的等效剂量，但具有一定的临床可比性。绝大多数患儿对低剂量ICS治疗有效；CFC：氟利昂；DPI：干粉吸入剂；HFA：氢氟烷

表5 <6岁儿童吸入性糖皮质激素每天低剂量（μg）[a]

药物种类	低剂量
二丙酸倍氯米松 HFA	100
布地奈德 pMDI+储雾罐	200
布地奈德雾化悬液	500
丙酸氟替卡松 HFA	100

注：[a]：此剂量为相对安全剂量；HFA：氢氟烷；pMDI：压力定量气雾剂

其他需要注意如下：

（1）恰当剂量的最主要决定因素是临床医师对患者药物治疗效果的判断。临床医师必须根据临床控制标准监测患者的反应并相应调节剂量。一旦取得哮喘控制，即应谨慎地将治疗药物剂量调整到能够维持控制的最低限度，以减少发生不良反

应的可能性。

（2）低、中、高剂量的标定是根据生产厂家提供的推荐剂量确定的。由于很少提供或缺少明确的药物剂量 - 反应关系，所以原则上要对每一患者确立其最低有效控制剂量。因为高剂量可能并非更有效，且可能增加发生不良反应的可能性。

（3）由于氯氟碳（氟利昂）制剂在市场上逐渐减少，用氢氟烷（非氟利昂）制剂替代时，临床医师应仔细审核决定正确的等效剂量。

（4）使用（舒利迭、信比可都保）联合治疗。舒利迭（沙美特罗替卡松干粉吸入剂）、信必可（福莫特罗布地耐德干粉吸入剂）是 2 种药物（长效支气管扩张药、吸入糖皮质激素）的混合干粉剂，这种剂型主要针对哮喘的 2 大病因（支气管痉挛、气道炎症）而研制的长期控制药物，他们的优势是两种成分的协同作用（长效支气管扩张药可使激素受体预激活，减少激素的用量，吸入糖皮质激素可增加长效支气管扩张药受体的数目、避免受体耐受）；这样的作用使得联合治疗药物成为中重度哮喘的一线药物。舒利迭被证明规律正确的使用可使 80% 的哮喘患者得到控制即临床治愈；而信必可也有资料显示在哮喘加重时，可作为缓解用药使用。

3. 吸入疗法

（1）为什么吸入治疗是治疗哮喘的首选方法：近 20 年来哮喘药物治疗进展甚快，不论是平喘还是预防哮喘药物均有吸入剂型，由于吸入疗法只需少量的药物吸入，即达气道黏膜的肥大细胞，减少了由于口服和静脉给较大剂量的药物所造成的全身不良反应，故适用于不同类型的哮喘患者。手控式定量气雾剂如沙丁胺醇（喘乐宁）、布地奈德（普米克）等由于携带方便，无需特殊设备，而喷出的药物种类又多，可起到快速扩张支气管或对抗气道炎症的作用，已在世界各地广泛使用，备受欢迎。近年来，由于储雾罐及其他辅助工具的产生，使年幼儿童及老年人不会同步吸入气雾剂的患者亦能使用气雾剂。常用的储雾罐有桶形或梭形，体积为 500~700ml 的塑料罐，亦有用塑料袋折叠式辅助吸入工具（吸舒）。3 岁以下儿童可用带有面罩的储雾罐或用塑料口杯在其底部打孔，将药物喷入容器中，将口杯罩于患儿的口鼻之上，再吸入药物。至于碟式吸入器（舒利迭）或涡流式吸入器（都保）干粉吸入方法，操作简单，不需手口同步便可吸入，适用于 4 岁以上患儿及不会同步吸入的老年患者，亦可用于一般成人患者，比气雾剂吸入疗效更好。

优先选用吸入型药物：因为这类药物直接进入气道，可产生很强的治疗效果而全身性不良反应很少。

（2）吸入药物的装置：吸入型药物现用的装置包括压力型定量吸入器（pMDIs）、呼吸启动式 MDIs、干粉吸纳器（DPIs）和雾化溶液雾化器。储雾罐（或带活瓣的储雾器）装置可使吸入器使用更简单。储雾罐还可以减少吸入型糖皮质激素的全身吸收和不良反应。

为每个患儿选择最适宜的装置，通常如下：

• 4 岁以下的儿童应该借助带有面罩的储雾罐来使用 pMDIs，或使用带面罩的雾化溶液吸入器。

• 4~6 岁的儿童可以借助口含式储雾罐使用 pMDIs、DPIs，如果需要也可用带面罩的雾化溶液雾化器。

• 对于使用储雾罐的患儿，储雾罐必须与吸入器相匹配。

• 年龄超过 6 岁的患儿如使用 pMDIs 有困难，应该借助储雾罐、呼吸启动式吸入器、干粉吸纳器或雾化溶液雾化器。干粉吸纳器需要用力吸气，哮喘严重发作时使用可能有困难。

• 哮喘严重发作的患儿应该借助储雾罐吸入 pMDIs 或用雾化溶液雾化器。

• 特别注意，5 岁以下儿童对吸入器技术掌握可能很差，应该密切监督。

（3）如何使用气雾剂：

1）压力型定量气雾剂的使用方法（图 13）如下：

● 移开喷口的盖，如图所示拿着气雾剂，并用力摇匀。

● 轻轻地呼气直到不再有空气可以从肺内呼出，然后立即……

● 将喷口放在口内，并合上嘴唇含着喷口。在开始通过口部深深地、缓慢地吸气同时，马上按下药罐将药物释出，并继续深吸气。

● 屏息 10 秒或在没有不适的感觉下尽量屏息久些，然后才缓慢呼气。

若需要多吸一剂，应等待至少 1 分钟后再重做第②③④步骤。用后，将盖套回喷口上。

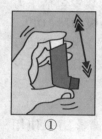 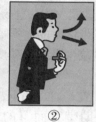 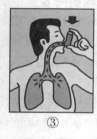 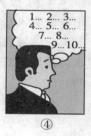

① ② ③ ④

图 13　压力型定量气雾剂的使用方法

2）储雾罐的使用方法（图 14）：

儿童在使用气雾剂的时候，最好使用储雾罐，如果没有可用瓶罐自制，使用方法如下。移开喷口的盖，如图所示拿着气雾剂，并用力摇匀；将喷口对准储雾罐的接口，并摁压一次；将面罩罩在患儿口鼻处，自然吸入20~30 秒即可。如需吸入另外药物重复以上步骤。

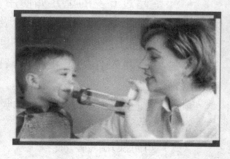

图 14　储雾罐的使用方法

注意：吸入辅舒酮、必可酮、普米克气雾剂后必须洗脸漱口。

（4）如何检查气雾剂储药筒内的药量：气雾剂使用一段时间后，需要检查一下你的气雾剂尚余多少药物，以免因药物已用完而继续使用影响治疗。检查气雾剂内剩下的药量的简易方法是将储药筒放到一个装水的容器内，观察它在水中的位置（图 15）。

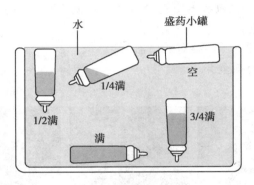

水　　　盛药小罐

1/4满

空

1/2满

3/4满

满

图 15　检查气雾剂中剩余药量的方法

（5）沙美特罗替卡松干粉剂的使用方法（图 16）：

● 打开：用一手握住外壳，另一手的大拇指放在拇指柄上。向外推动拇指直至完全打开。

● 推开握住准纳器使得吸嘴对着自己。向外推滑动杆，直至发出咔哒声。表明准纳器已做好吸药的准备。

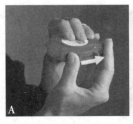
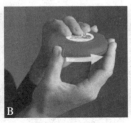
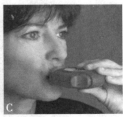

A　　　　　　　　B　　　　　　　　C

图 16　沙美特罗替卡松干粉剂的使用方法

● 吸入：将吸嘴放入口中。由准纳器，深深地平稳地吸入药物。切勿从鼻吸入。将准纳器从口中拿出。继续屏气约10秒钟，关闭准纳器。

（6）都保（布地奈德粉吸入剂／富马酸福莫特罗粉吸入剂／布地奈德福莫特罗粉吸入剂）的使用方法（图17）：

● 旋开封闭盖。

● 取药、向右旋听见"嘎达"再向左旋，表明药物已经在吸入位置，注意"垂直旋转"。

● 深呼气（不要对着口器）。

● 含吸嘴全部。

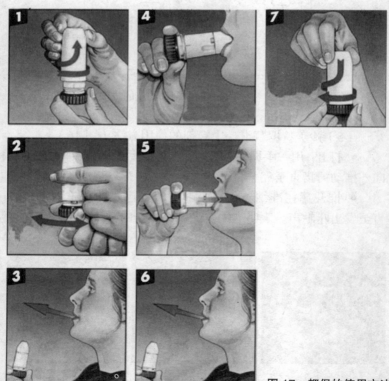

图17 都保的使用方法

- 深吸气，直到不能继续吸气为止。
- 屏住呼吸 10 秒。
- 盖上封闭盖，以免潮湿。

（7）吸入激素的不良反应：吸入激素在一定程度上也有不良反应，但与全身使用激素相比其不良反应明显减少，主要是局部不良反应。长期大剂量应用也可能造成一定的全身不良反应。常见的不良反应如下：①局部：口咽部真菌感染和声嘶。②全身：目前研究表明，使用吸入激素治疗的哮喘儿童在成年后均可达到正常身高，即使吸入激素治疗时可能对 1~2 年的身高增长产生 1~2cm 的影响，但也只是短暂的，并不影响成年后的身高。相反，若过于担心可能出现的不良反应而不坚持规范用药，使哮喘得不到控制反复发作，一方面会对患儿肺造成永久性损害，另一方面也会影响患儿的生长发育。

因为局部和全身不良反应都是由于口咽部残留的激素药物局部吸收或通过消化道吸收引起，所以及时清除口咽部残留药物非常重要。漱口是预防不良反应的最简单和最好方法。选用干粉剂口咽部残留药物比选用气雾剂要少，使用气雾剂时配合使用储雾罐也能明显减少口咽部残留的药量，从而减少不良反应的发生。

4. 其他治疗

（1）抗组胺药（氯雷他定、西替利嗪、酮替芬）：这类药物能减轻患者过敏反应，如湿疹、变应性鼻炎等，对哮喘发作有一定的预防作用。氯雷他定、西替利嗪在儿科中应用广泛。酮替芬的不良反应是用药后易困倦，用药 1 周后患者可以逐渐耐受，儿童对酮替芬比较能耐受，成人及学龄前儿童最好在临睡前服用 1 片。因其不良反应，现在临床应用较少。

（2）免疫调节剂：由于哮喘属免疫系统的过敏反应，又与病毒感染等其他因素有关，所以应用免疫调节剂，增强患儿的免疫功能，抵抗各种感染，可减少哮喘的发作。常用的有胸腺肽、转移因子、卡介苗核糖核酸、甘露聚糖肽、匹多莫德、细菌溶解产物胶囊、中药槐杞黄颗粒剂等，一般多用于有感染诱发的哮喘，应用时间3~6个月，但若以过敏哮喘为主，用这类免疫调节剂就不恰当，应采用综合治疗。

（3）脱敏疗法：以减轻对过敏物质的反应，防止哮喘发作。采用这种疗法患者必须是过敏性哮喘，且变应原明确。所用的脱敏药物必须是患者的变应原，这样才能有效。脱敏治疗疗程较长，坚持用药可达到根治目的。目前有皮下注射和舌下含服两种方法（详细内容见后面）。

（4）抗生素应用：由于哮喘是以气道高反应性为特征的慢性疾病，而不是细菌引起的炎症，所以，一般情况下不需要服用抗生素。但如果发作时间较长，有发热或合并支气管周围炎、肺炎等细菌感染，则可应用抗生素，控制感染。

值得说明的是，以上种种方法对每个患者的治疗效果是不一样的，要依据每个患者的病情来选择合适的药物，合理的配伍，并根据病情变化，随时调整，这样才能达到最佳疗效。所以坚持就诊，遵嘱用药，定期检查就显得很重要了。

5. 哮喘急性发作的处理　哮喘加重（哮喘急性发作）是指患者出现呼吸短促、咳嗽、喘息、胸闷中某一症状或某些症状的进行性加重。

（1）哮喘急性发作的严重度的评估：哮喘急性发作时，患者应学会对自己病情发作的程度进行初步评估见表6、表7，并知道在发作情况下应采取的初步处理方法。

（2）不要低估发作的严重程度：严重的哮喘发作可危及生命。对属于哮喘相关死亡高危人群的儿童/青少年需要给予更密切注意，并应鼓励其在发作的早期即到急诊科就诊，这些

表6 ≥6岁儿童哮喘急性发作严重程度分级

临床特点	轻度	中度	重度	危重度
气短	走路时	说话时	休息时	呼吸不整
体位	可平卧	喜坐位	前弓位	不定
讲话方式	能成句	成短句	说单字	难以说话
精神意识	可有焦虑、烦躁	常焦虑、烦躁	常焦虑、烦躁	嗜睡、意识模糊
辅助呼吸肌活动及三凹征	常无	可有	通常有	胸腹反常运动
哮鸣音	散在，呼气末期	响亮、弥漫	响亮、弥漫、双相	减弱乃至消失
脉率	略增加	增加	明显增加	减慢或不规则
PEF占正常预计值或本人最佳值的百分数（%）	SABA治疗后：>80	SABA治疗前：>50~80 SABA治疗后：>60~80	SABA治疗前：≤50 SABA治疗后：≤60	无法完成检查
血氧饱和度（吸空气）	0.90~0.94	0.90~0.94	0.90	<0.90

注：（1）判断急性发作严重程度时，只要存在某项严重程度的指标，即可归入该严重程度等级；（2）幼龄儿童较年长儿和成人更易发生高碳酸血症（低通气）；PEF：最大呼气峰流量；SABA：短效β₂受体激动剂

表 7　<6 岁儿童哮喘急性发作严重程度分级

症状	轻度	重度[c]
精神意识改变	无	焦虑、烦躁、嗜睡或意识不清
血氧饱和度（治疗前）[a]	≥0.92	<0.92
讲话方式[b]	能成句	说单字
脉率（次/min）	<100	>200（0~3 岁） >180（4~5 岁）
紫绀	无	可能存在
哮鸣音	存在	减弱、甚至消失

注：[a]：血氧饱和度是指在吸氧和支气管舒张剂治疗前的测得值；[b]：需要考虑儿童的正常语言发育过程；[c]：判断重度发作时，只要存在一项就可归入该等级

患者包括有几乎致命的哮喘发作病史者；过去 1 年中因哮喘而住院或到急诊就诊或以前因哮喘而有过气管插管者；目前正在使用或最近停用口服糖皮质激素者；过度依靠速效吸入型 β_2 受体激动剂者；有心理 - 社会问题或否认自己有哮喘或其严重性者；有不依从哮喘治疗计划的历史者。

（3）哮喘急性发作时的处理：

1）轻度哮喘发作即峰流速下降少于 20%、夜间醒来、需要增加使用速效 β_2 受体激动剂等。如果患者有准备，并有一个包括行动步骤的个人哮喘管理计划，通常可在家中治疗。

2）中度哮喘发作可能需要，重度哮喘发作通常需要在诊所或医院治疗。

3）发作严重。

● 患儿在休息时呼吸困难，拱背，说话断续，只能用单字不能成句说话（婴儿停止进食），烦躁，嗜睡或意识模糊，心动过缓或呼吸大于 30 次/分钟。

- 喘鸣声音很大或听不到。
- 脉搏：婴儿 >160 次 / 分钟；1~2 岁儿童 >120 次 / 分钟；2~8 岁儿童 >110 次 / 分钟。
- 甚至在经过最初治疗后，PEF 仍小于预计值或个人最佳值的 60%。
- 患儿十分虚弱。
- 对最初的支气管舒张药治疗反应缓慢，且维持不足 3 小时。
- 在开始口服糖皮质激素治疗 2~6 小时之内症状没有改善。
- 病情更加恶化。

如出现上述情况需要立即去医院进行治疗：如果患者存在低氧血症，在健康中心或医院给予吸氧治疗（使氧饱和度达到 94%）；雾化吸入足量的布地奈德混悬液及沙丁胺醇（严重发作时可在开始的第 1 小时内每 20 分钟吸入 1 次，连续吸入 2~3 次，6~8 小时后继续吸入联合治疗药物，如信必可都保或舒利迭）；在中度或严重发作时尽早给予全身糖皮质激素［泼尼松 0.5~1mg/（kg·d）或等效量其他激素，疗程 3~5 天］，可帮助逆转炎症并加速恢复正常；给以上处理，患儿无明显缓解，可酌情给予硫酸镁缓慢 静脉滴注。茶碱因其治疗窗窄，在哮喘急性发作治疗中，一般不推荐静脉使用茶碱。

（4）哮喘发作时不推荐的治疗包括镇静药；促进黏痰溶解的药物（可能加重咳嗽）、胸部物理疗法（可能增加患者的不舒适）；给成人和年长儿童大量补液（年幼儿和婴儿可能需要较大补液量）；抗生素（不能治疗哮喘发作，但对合并肺炎或细菌感染如鼻窦炎的患者是需要的）；治疗急性严重过敏反应和血管神经性水肿可使用肾上腺素肌注。

6. 脱敏治疗

（1）过敏性疾病的检测方法：第一步：医师通过病史的采集和认真、细致的体格检查，了解起病及症状的进展情况，以及疾病与季节、潮湿天气的关系、患者的习惯爱好，有否吃过某种食物都非常重要，上述信息可提示患者可能的致病原因。

第二步：医师通过体内试验（皮肤变应原点刺试验）或体外试验（取静脉血查变应原），进一步确认患者是否对一种或多种物质过敏。

（2）如何检测变应原：

1）体内法——皮肤变应原点刺试验：

● 特点：操作简单快速，反应明显，几乎无痛苦，特异性高，费用低。20~30 种变应原操作及结果 30 分钟可完成。几乎不出现全身不良反应，试验局部的反应大多在半小时至数小时消退，完成试验回家后可清洗。

● 注意事项：在做试验前 3~7 天停服所有抗组胺药及可能含抗过敏成分的抗感冒药和一些特殊药物，如异丙嗪、氯苯那敏、酮替芬、氯雷他定、美普清、息可宁糖浆、臣功再欣、一些复合的中药止咳糖浆（如肺力咳）、茶苯海明等。

● 可检查的变应原的内容：吸入组变应原将近 20 种，包括屋尘、螨、霉菌、枕垫料、兽毛、羽毛、数种花粉、烟等。食物组变应原近 10 种，包括鱼、虾、蛋、蟹、牛奶、花生、黄豆等。

2）体外法——应用瑞典法玛西亚 CAP 系统进行检测特点：

● 不需体内试验，只需抽取静脉血 3~4ml，检测数项，并可作为有无过敏体质的筛查。取血前无需禁食，无需停用抗过敏药物。

● 灵敏度及准确度高，可对过敏的程度进行分级，其结果是国际国内均可认同并具有可比性的方法。

● 此项检查费用稍高，目前每项 60~100 元人民币，从取血到得到结果需 10 天。

（3）脱敏治疗相关问题：

1）何谓变应原特异性免疫治疗（脱敏疗法）：变应原特异性免疫治疗又称脱敏疗法或减敏治疗。此疗法是让患者由低剂量开始接触特异性变应原制剂，剂量逐渐增加，达到维持量后继续足够疗程，以刺激机体免疫系统产生对该变应原的耐受，使患者再次接触该变应原时，过敏症状明显减轻或不再产生过敏症状。脱敏疗法适用于吸入性变应原筛查阳性的患者。对于食物变应原及药物变应原，则大多采取避免再次接触或进行特定的脱敏治疗。

2）脱敏治疗可为患者带来哪些益处：对因治疗，脱敏治疗能够刺激患者的免疫系统产生对变应原的耐受，从而明显减轻甚至完全缓解患者的过敏症状，减少对症药物的使用，明显改善患者的生活质量，在脱敏治疗结束后，疗效仍能持续；预防作用，可预防变应性鼻炎发展为哮喘，避免哮喘向慢性阻塞性肺病、呼吸衰竭发展，并预防新的过敏症产生。

3）脱敏治疗主要有哪些给药方式：各有何特点。有效的特异性免疫治疗目前主要有以下两种给药方式：①舌下含服：是近年来新出现的脱敏治疗方法，用药方便，疗效确切，降低了特异性免疫治疗出现全身严重不良反应的几率，用药较为安全；②皮下注射：为经典的脱敏治疗方法，疗效确切，需反复皮下注射用药，有可能引起严重的全身性不良反应，但发生率很低。

4）成功脱敏治疗决定因素有哪些：使用标准化的变应原疫苗；经过专业培训的医护人员；患儿与家长在整个治疗过程中的密切配合和积极参与。

5）什么是标准化的变应原疫苗：标准化的变应原疫苗须具备以下的质量，需含有全部的相关致敏蛋白；不同批号间主要致敏蛋白的含量一致；不同批号间总生物效价一致。

6）什么儿童可以接受脱敏治疗：有明确致敏原，却无法彻底避免接触；抗组胺药和局部用药不足以控制症状；不希望接受药物治疗；儿童脱敏治疗的对象主要是有过敏史的轻中度哮喘患儿和变应性鼻炎患儿，目前我院可以对尘螨过敏的患儿进行皮下注射脱敏治疗，建议 5 岁以上的儿童接受脱敏治疗。

7）哪些人不适合接受脱敏治疗：当患者处于严重的免疫病理状态或患有恶性肿瘤时，不应进行脱敏治疗；对使用肾上腺素有禁忌证如高血压、冠状动脉粥样硬化性心脏病、长期持续使用 β 受体阻滞剂治疗的患者，不应进行脱敏治疗；患有难以控制的严重哮喘；缺乏协作和严重心理失调；小于 5 岁的儿童；妊娠期间不应开始脱敏治疗，但在已经开始的或耐受良好的脱敏治疗治疗期间，如果出现妊娠，可以继续进行治疗；特应性皮炎患者在开始脱敏治疗前，应先治疗本病。

8）脱敏治疗（皮下注射）的疗程需多长时间：脱敏治疗分为初始阶段和维持治疗阶段，初始治疗是每周注射一次，从起始量开始逐渐递增到维持量，需要 4~6 个月的时间；维持治疗为每隔 6~8 周注射 1 次。总的治疗时间约 3 年。

9）在哪里进行脱敏治疗（皮下注射）：进行脱敏治疗需采用标准化的变应原提取液，要求每次注射必须在医院的脱敏治疗室进行，注射后需观察 30 分钟。变应原提取液要求在治疗室冷藏保存。

10）脱敏治疗的不良反应有哪些：个别患者出现局部注射处红肿瘙痒，极少数出现哮喘、鼻炎症状，经对症治疗很快控制。全身过敏不良反应极其罕见。必要时可在治疗前半小时按医嘱服用抗过敏药物作为预防用药。

11）脱敏治疗期间需要服用其他哮喘或鼻炎治疗药物：根据患儿哮喘和鼻炎病情的严重度及脱敏治疗的进程，医师将酌情调整哮喘或鼻炎的药物治疗。随着脱敏治疗疗效的显现，其他相关药物用量逐渐减少。

12）患者接受脱敏治疗（皮下注射）的注意事项：注射前确保良好状态，餐后、安静、继续使用常规药物（如哮喘预防用药）、体检正常、PEF>80% 预计值、注射前 30~60 分钟服抗组胺药（如氯雷他定、西替利嗪）；注射后，诊室观察 30 分钟、1 小时内需由成人监护；回家后 24 小时内，避免剧烈运动、避免长时间洗热水澡、注意不良反应的发生（局部、全身）。

13）患者出现什么情况需考虑推迟注射：特应性皮炎恶化；同时使用 β 受体阻滞剂进行治疗；在过去 1 周内接受过其他疫苗注射；上周出现呼吸道感染（出现全身性症状）；当峰流速比平常值降低超过 12%；治疗前 3~4 天哮喘恶化。

14）何谓舌下特异性脱敏治疗：舌下脱敏治疗是近年来出现的针对过敏性哮喘及鼻炎的新疗法。此疗法是让患者由低剂量开始舌下含服脱敏制剂，剂量逐渐增加，达到维持剂量后持续足够疗程，以调节机体免疫系统产生对变应原的耐受，使患者再次接触变应原时，不再产生过敏症状或过敏症状明显减轻。

15）舌下脱敏治疗的特点：舌下含服，将药物滴于舌下，含服 1~3 分钟后吞咽；用药方便，不受时间和场地的限制，无论在家中、出差在外还是旅游途中均可安全使用；给药方式温和，无须打针，更适于长期进行脱敏治疗的患者，尤其适合儿童患者；安全性较高。

16）儿童如何使用（粉尘螨滴剂）进行舌下脱敏治疗：用药方法，将药物滴于舌下，含 1~3 分钟后吞咽（舌下黏膜可以更充分的吸收药物，达到最佳疗效）每天一次，每天固定时间用药，最好早饭前服用。不能自行服药的儿童，需要家长亲自将药物滴在患儿舌下，在家长监督下含服 1~3 分钟，然后咽下。粉尘螨滴剂的脱敏治疗分为 2 个阶段，递增期治疗和维持治疗。递增期治疗共 3 周，顺次使用粉尘螨滴剂 1 号、2 号、3 号；第 4 周起开始维持治疗，持续使用粉尘螨滴剂 4 号，直至整个疗程结束。

17）长期吸入激素控制哮喘的儿童舌下脱敏的治疗：长期吸入激素控制哮喘的儿童，如果吸入激素后哮喘已经得到控制，可以使用粉尘螨滴剂进行舌下脱敏，但如果患儿正在口服或静脉用激素，就不应开始舌下脱敏治疗，必须待病情稳定后再开始。

18）舌下脱敏治疗的禁忌证有哪些：呼吸道发热性感染或炎症；哮喘发作期，此时进行脱敏治疗增加了患者体内的变应原，可能会加重病情；严重的急性或慢性消耗性疾病；各种自身免疫性疾病；肺结核活动期、肾功能严重低下或急性心血管功能不全，此时患者免疫力下降，体质较差，进行脱敏治疗可能会加重病情；严重的精神紊乱，患者不能配合医师进行长期的舌下脱敏治疗。

19）舌下脱敏治疗（粉尘螨滴剂）可用于肺功能明显下降的哮喘患者："粉尘螨滴剂主要针对的是肺功能处于可逆转时期的轻、中度哮喘患者，应在哮喘症状最轻微时用药，如果患者肺功能出现明显下降，PEF降至预计值80%以下，预示患者可能进入急性发作期，此时应暂停脱敏治疗；如果患者的肺功能下降是处于非急性发作期，对症用药可使肺功能好转，无需中断脱敏治疗。对于不可逆性肺功能下降，使用"粉尘螨滴剂"进行脱敏治疗疗效不理想。

20）舌下脱敏治疗（粉尘螨滴剂）的疗程是多久："粉尘螨滴剂"舌下脱敏治疗至少2年，建议使用3~5年。1998年世界卫生组织（WHO）推荐，脱敏治疗是针对病因的治疗，要获得良好的长期疗效，脱敏治疗需维持治疗3~5年。尽早治疗、足够疗程是脱敏治疗的关键。脱敏治疗结束后部分患者终生有效，部分患者经过几年后症状可能复发，对于症状较轻的患者而言，用少量药物或调节生活方式后即可控制；对于症状较重的患者来说，需再行脱敏治疗，由于免疫记忆功能，疗程会较前大大缩短。

21）舌下脱敏治疗期间哪些药物不能同时使用：脱敏治疗期间使用全身性糖皮质激素，可影响封闭性IgG抗体的形成，使脱敏治疗无效，应避免使用。如实属病情需要，则宜暂停脱敏治疗。此外，若同时服用β受体阻断剂或血管紧张素转化酶抑制剂，会增加过敏反应的几率，加重过敏，亦应避免使用。

22）舌下脱敏治疗期间出现哮喘急性发作的处理：在舌下脱敏调节患者免疫系统趋于正常之前，仍有可能出现哮喘急性发作，并非治疗失败，主要原因分析如下。未采取有效措施对螨变应原进行环境控制；除螨变应原外，患者可能接触其他较强的变应原或触发因素；病毒或细菌引起呼吸道感染后，诱发哮喘急性发作；季节性发作患者在发作季节期间所接触的变应原浓度增高，增加了进入体内的变应原量，此时可依据患者情况适当减少剂量或暂停治疗，积极对症处理，待症状控制后继续脱敏治疗。

23）儿童需要接种疫苗时的舌下脱敏治疗：在给孩子接种疫苗前的半周（3~4天），应暂停舌下脱敏治疗，待接种后2周，根据停药时间再继续服用舌下脱敏治疗药物（粉尘螨滴剂）。

24）患者暂停舌下脱敏后又继续治疗，会影响最终疗效：在脱敏治疗过程中，患者可能由于各种原因暂停脱敏治疗，因机体具有免疫记忆功能，如患者根据停药时间调整剂量后继续脱敏治疗，仍可达到预期疗效，并不影响最终疗效。但为了缩短治疗周期，最好不要中断治疗。

25）使用舌下脱敏治疗的不良反应："粉尘螨滴剂"使用不良反应轻微，安全性较高。常见不良反应有局部皮疹、口舌瘙痒、胃肠道不适、疲倦、过敏症状加重等。

（四）哮喘控制状况的评估

1. 哮喘控制水平的分级　就哮喘管理的持续性而言，根据控制水平对哮喘进行分类更符合实际情况，更有用。2016年改版的"全球哮喘防治创议"更是以哮喘的控制程度作为哮喘长期治疗的依据（表8），哮喘患者可以参照其哮喘的控制分级表，客观评价自己的哮喘治疗的效果，同时争取早日达到哮喘的完全控制。

表8　≥6岁儿童哮喘症状控制水平分级

评估项目 [a]	良好控制	部分控制	未控制
日间症状 >2 次 / 周 夜间因哮喘憋醒 应急缓解药使用 >2 次 / 周 因哮喘而出现活动受限	无	存在 1~2 项	存在 3~4 项

注：[a]：用于评估近 4 周的哮喘症状

<6 岁儿童哮喘症状控制水平分级

评估项目 [a]	良好控制	部分控制	未控制
持续至少数分钟的日间症状 >1 次 / 周 夜间因哮喘憋醒或咳嗽 应急缓解药使用 >1 次 / 周 因哮喘而出现活动受限 （较其他儿童跑步 / 玩耍减少，步行 / 玩耍时容易疲劳）	无	存在 1~2 项	存在 3~4 项

注：[a]：用于评估近 4 周的哮喘症状

2. 根据哮喘控制水平调整治疗方案

（1）在执行目前治疗方案后，若哮喘未获控制，则需要升级治疗。一般情况下，在 1 个月内应看到病情改善。但应首先审核患者用药技术、依从性和危险因素避免情况。

（2）如果哮喘未获得部分控制，则考虑升级治疗，取决于是否有更有效的治疗方案，可能采取的治疗方案的安全性和花费，以及患者对获得此水平控制的满意程度。

（3）如果哮喘控制维持了至少 3 个月，则逐渐减少治疗以降级。目标是将治疗药物降至能够维持控制的最低水平。

（4）及时获得控制后，监测仍然是必要的。因为哮喘是一个变化的疾病；必须根据失控情况对治疗方案进行周期性的调整，症状加重或恶化提示失控。

（5）当存在其他疾病使哮喘复杂化时，如果儿童对治疗无反应或处于阶梯3治疗哮喘仍为控制，应向哮喘专家咨询。

（五）哮喘控制状况的监测

为维持控制，并确定最低阶梯和治疗剂量，达到花费最小化和安全性最大化，必须进行连续监测。

通常情况下，患者应该在初次就诊后1~3个月复诊，以后每3个月复诊一次。一旦出现加重，应在2周~1个月内随诊。

1. 每次随诊时，向患者询问下列问题

（1）哮喘管理计划达到预期的目标了吗？

询问患者：

● 您有没有过在夜间因为哮喘而醒来？

● 您曾需要比平时更多的缓解药物吗？

● 您曾需要任何紧急治疗吗？

● 您的峰流速是否有过低于您的个人最佳值？

● 您现在仍参加您平时的体力活动吗？

需考虑的措施：

● 当需要时，调整用药和管理计划（升级或降级治疗）。但首先应评估患者的依从性。

（2）患儿是否正确地使用吸入器、储雾罐或峰流速仪：

询问患者：

● 请给我演示一下您如何用药？

需考虑的措施

● 演示正确的用药技术，要求患者跟着演示一遍。

（3）患儿是否根据哮喘管理计划来用药和避免危险因素：

询问患者：

● 请告诉我，您实际上多久用一次药，这样我们才能制订治疗计划。

- 您遵循管理计划或用药时出现过什么问题？
- 在上月中，您有没有因为觉得好一些而停止用药？

需考虑的措施：

- 调整计划，使它更实际一些。和患者一起解决问题以克服计划执行中的障碍。

（4）患儿有没有任何担忧：

询问患者：

- 对于您的哮喘、用药及管理计划您有什么担心的问题吗？

需考虑的措施：

- 提供更多的教育以解除患者的疑惑，并且讨论如何克服问题。

2. 峰流速仪的应用

（1）肺功能检查的意义：通常5岁以上的哮喘患儿都应做肺功能检查。哮喘患者无论在发作或缓解期，他们的肺功能都有或多或少的改变，肺功能能够反映病情轻重。医师通过了解患者的肺功能，不仅有助于一些病程较短哮喘患儿的诊断，更可以通过此项客观检查，了解和评价药物疗效，动态观察患儿的病情，制订下一步的治疗方案，因此，建议有条件的患者应遵医嘱定期、动态地进行肺功能检查。

最大呼气流速（PEF）是哮喘患者最常做的简易肺功能检查项目，主要反映测试对象的通气功能。由于喘息使支气管痉挛，造成管腔狭窄，主要表现为呼气不畅。所以测定PEF就可以了解测试对象的呼气通畅情况，来反映病情。

近20年来已有简单易行的峰流速仪问世，并已国产化，可以在患者家中自备峰流速仪，测最大呼气流速（PEF），这是哮喘患者最常做的简易肺功能。坚持每天定时测定其最高呼气流速，记成哮喘日记或绘成图表，掌握哮喘发作规律，并根据PEF的变化调整用药，可大大减少发作的次数，也减轻发作的程度，尤其是在病情早期恶化时患者很难察觉到（我们不能单凭自己的感觉来判断哮喘病情轻重）。但如将 PEF 记录告诉医师，他会了解你的病情，医师亦可根据这些资料，比较各种治疗疗效。如果哮喘患者的 PEF 读数一直下降，不能恢复到正常，这种状况下哮喘会随时发作，

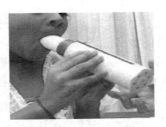

图 18　峰流速仪的使用

根据 PEF 的变化情况及早在哮喘发作初期给予额外治疗，可以尽早制止发作（图 18）。

　　（2）如何使用峰流速仪（图 19）：

　　1）把小游标尽可能向下拨到头，即零点（图 19A）。

　　2）起立。张开嘴，深吸一口气，一只手拿峰流速仪，手指远离标尺（图 19B）。

　　3）用口唇快速紧包住口器，不要用舌头挡住口器，尽你可能最快最有力呼出一口气（图 19C）。

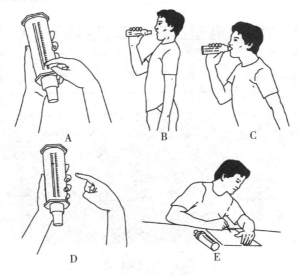

图 19　如何使用峰流速仪

4）游标会吹上去，并停留在那里，不要碰游标，读游标停止处的数字（图 19D）。

5）用一张纸或表格上记下数字（图 19E）。

6）游标拨到头再吹两次，每次记下数字。

7）3 次所测最高值为实测值 PEF。

（3）怎样用峰流速仪监测哮喘病情：用峰流速仪监测哮喘病情：如果每天在家里坚持使用峰流速仪，人们甚至可以在出现喘息或咳嗽症状前发现呼吸方面的问题。继而了解到什么时候需要使用更多哮喘药物。

用本图记录患者哮喘日记中的 PEF 值，这会使你对哮喘患者 1 周之内 PEF 变化情况一目了然。

姓名_____　身高_____　预计值_____

个人最佳值_____

最高呼气流速记录（样本）（图 20）

姓名：×××　身高：113cm　预计值：240 升 / 分　个人最佳值：280 升 / 分

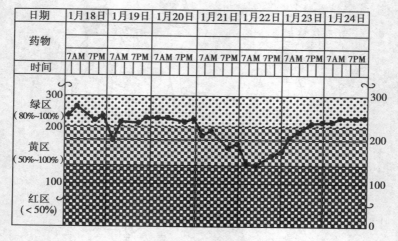

图 20　最高呼气流速记录（样本）

正常人（5~14岁）最高呼气流速值见图21。

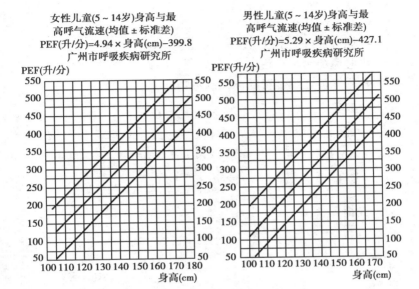

图21 不同身高正常男女儿童用力呼气峰流速

（4）依据最大呼气流速（PEF）来调整用药：测PEF最好清晨早餐前和晚餐前后各测一次，将其记录下来，绘成曲线，从中可反映患儿的肺功能情况，变化的规律，并据此调整用药，将大大提高治疗效果。一般来说，如果患儿的PEF一直较稳定，突然下降了，可能哮喘就要发作或已经发作了，应尽早用舒张支气管的止喘药物。如果PEF一直低于正常值或个人最佳值，说明治疗效果不满意，应调整止喘药或请医师帮助解决，有时应测定用药前和用药后的PEF来了解该药对患儿的治疗效果。

3. 控制患者哮喘症状的计划 本计划用色区指南帮助你控制你的哮喘，并帮助了解如在哮喘发作时该干什么。控制住你的哮喘，将有助于你以下几方面：

● 活动自如，无哮喘症状。

- 包括体力活动和体育锻炼。
- 整夜安睡无哮喘症状。
- 能预防哮喘发作。
- 拥有最好的 PEF 值——肺功能良好。
- 避免药物不良反应。
- 用气道红绿灯帮助你控制哮喘：

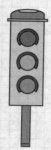

气道红绿灯

· 绿灯表示走：用预防药物
· 黄灯表示注意：用快速缓解药物
· 红灯表示停止：需要医师的帮助

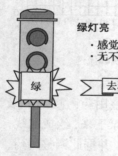

绿灯亮
· 感觉良好
· 无不良症状

去玩吧！

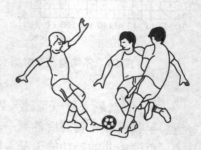

每天遵循你的"绿"区计划，尽可能避免哮喘症状发生。
认识你哮喘发作时的症状，尽快采取行动终止它。

黄灯亮：
· 喘息
· 憋气
· 咳嗽

小心！该吃药了！

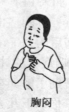

胸闷

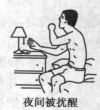

夜间被扰醒

遵循"黄"区计划，以消除哮喘症状并避免哮喘发作进一步恶化。

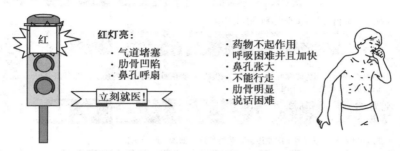

遵循"红"区计划，处理好严重发作。这是一个针对紧急情况的处理计划。

无论如何，尽可能避免会引起你哮喘症状的东西，遵循你的哮喘触发因素控制计划以减少你家中、工作的地点、教室中加重哮喘的东西。定期就诊，当你看医师时带上你的控制计划，与他／她讨论这个计划，进一步调整用药。

当哮喘患者学会控制他们的哮喘时，他们就可以过正常的、充满活力的生活。他们可以工作、游戏和上学，晚上可以睡得很好。

4．哮喘自我监测的工具 ACT 的使用方法和意义 ACT 是哮喘长期控制自我监测的一种有效的工具，通过测试可以评价哮喘的控制状态，从而提醒患者是否应该就医或改变治疗方案。ACT 分为两套问卷，12 岁以上和成人称为 ACT，包括 5 道问题；4~12 岁的患者使用的称 CACT，包括 7 道问题，分别需要家长和患儿共同回答。

（1）了解你的哮喘控制得分，12 岁以上的患儿和成人使用的 ACT 问题如下：

第一步：请将每个问题的得分写在右侧的方框中。请尽可能如实回答，这将有助于您与您的医师讨论您的哮喘。

在过去4周内，在工作、学习或家中，有多少时候哮喘妨碍您进行日常活动？　　　得分

所有时间 ①	大多数时候 ②	有些时候 ③	很少时候 ④	没有 ⑤	

在过去4周内，您有多少次呼吸困难？

每天不止1次 ①	一天1次 ②	每周3至6次 ③	每周1至2次 ④	完全没有 ⑤	

在过去4周内，因为哮喘症状（喘息、咳嗽、呼吸困难、胸闷或疼痛），您有多少次在夜间醒来或早上比平时早醒？

每周4晚或更多 ①	每周2至3晚 ②	每周1次 ③	1至2次 ④	没有 ⑤	

在过去4周内，您有多少次使用急救药物治疗（如沙丁胺醇）？

每天3次以上 ①	每天1至2次 ②	每周2至3次 ③	每周1次或更多 ④	没有 ⑤	

您如何评估过去4周内您的哮喘控制情况？

没有控制 ①	控制很差 ②	有所控制 ③	控制很好 ④	完全控制 ⑤	

总分　　　　　

第二步：把第一题的分数相加得出您的总分。

第三步：翻过此页寻找您得分的含义。

总分：低于 20，未达到目标。在过去 4 周内，您的哮喘可能没有得到控制。您的医师可以帮助您制订一个哮喘管理计划帮助您改善哮喘控制。

总分：20~24，接近目标。在过去 4 周内，您的哮喘已得到良好控制，但还没有完全控制。您的医师也许可以帮助您得到完全控制。

总分：25，在过去 4 周内，您的哮喘已得到完全控制。您没有哮喘症状，您的生活也不受哮喘所限制。如果有变化，请联系您的医师。

如果您连续 3 个月得分 25 分，肺功能检查正常，医师将根据您的情况，减少药物治疗。

（2）4~12 岁哮喘患儿使用的控制测试表（CACT）：

1）你今天感觉如何？

⓪	❶	❷	❸
很差	差	好	很好

得分 ☐

2）当你在跑步、锻炼或运动时，哮喘是个多大的问题？

⓪	❶	❷	❸
这是个大问题，我不能做我想做的事	这是个问题，我不喜欢它	这是个小问题，但我能应付	没问题

☐

3）你会因哮喘而咳嗽吗？

⓪	❶	❷	❸
会，一直都会	会，大部分时候会	会，有些时候会	从来不会

☐

4）你会因为哮喘而在夜里醒来吗？

⓪	❶	❷	❸
会，所有时间	会，大部分时间	会，有些时间	从来不会

☐

5）在过去的4周里，您的孩子有多少天有哮喘日间症状？

⑤	④	③	②	①	⓪
没有	1~3天	4~10天	11~18天	19~24天	每天

☐

6）在过去的4周里，您的孩子有多少天因为哮喘在白天出现喘息声？

⑤	④	③	②	①	⓪
没有	1~3天	4~10天	11~18天	19~24天	每天

☐

7）在过去的4周里，您的孩子有多少天因为哮喘而在夜里醒来？

⑤	④	③	②	①	⓪
没有	1~3天	4~10天	11~18天	19~24天	每天

☐

总分 ☐

四、控制哮喘

儿童问题为 1~4 题，请读完后，不加解释，让患儿凭自己的理解回答，可以解释图面表情代表的内容。家长回答问题 5~7 题。CACT 是一种简单、易行、快速的儿童哮喘评价工具，可通过具体分值量化地评定哮喘儿童控制水平，使患者能够方便地对自身哮喘进行评价，得分 23~27 分提示哮喘控制，20~22 分为部分控制，≤19 分为哮喘未控制。

ACT 和 CACT 得分作为哮喘的监测工具受到广泛的认可，但患者不能根据得分私自增加或减少药物使用，哮喘控制的关键是患者和哮喘专科医师良好的配合。

（六）在哮喘管理中需要特别注意的有关问题

1. 外科情况　气道高反应性、气流受限及黏液分泌过多使哮喘患者容易发生术中和术后呼吸并发症，特别是在进行胸部和上腹部手术时。在手术前数天应测定肺功能，如果患者 FEV_1 低于其个人最佳值 80% 时，短期使用糖皮质激素。

2. 鼻炎、鼻窦炎和鼻息肉　鼻炎和哮喘常共存于同一患者，治疗鼻炎可以改善哮喘症状。急性和慢性鼻窦炎均可加重哮喘，因而亦应予治疗。鼻息肉与哮喘和鼻炎均有关，更与阿司匹林敏感性有关，最常见于成年患者。这些疾病正常情况下对局部用糖皮质激素治疗相当敏感。

3. 呼吸道感染　在很多患者呼吸道感染诱发喘息，加重哮喘症状。感染引起发作的治疗遵循与其他发作处理相同的原则。

4. 胃食管反流　哮喘患者胃食管反流发生率几乎是普通人群的 3 倍。对反流症状应予治疗，虽然这并不总能改善哮喘控制。

5. 严重过敏反应　严重过敏反应是一种潜在致命性的疾病，它既类似严重哮喘，又可能使严重哮喘复杂化。迅速治疗是非常关键的，包括：吸氧，肌内注射肾上腺素，注射抗组胺药，静脉用氢化可的松及静脉输液。

（七）什么时候可以减停哮喘预防药物

虽然大家知道哮喘是一种慢性疾病，并要长期预防治疗，但哮喘患者及其家属需要问什么时候能够减药或完全停药。大部分患者仍为需要早晚不停地用药而感到心烦，心里总期盼有一天他们可以不需要用药，不必随身带着药物去上学、上班；有些患者因为吸入的药物中有皮质激素类药物而有一种恐惧心理，总怕吸入皮质激素与口服全身应用激素有同样的不良反应，而在病情还没有得到完全控制时就自行减药或停药，常存有过分心急又恐惧的心理。其实，很多儿童的哮喘到成年时可以痊愈，特别是在青春发育期。有时忘记用药虽不立刻发作，但过一阶段，感冒、劳累又有发作。至于应该在什么情况下减停药呢？首先一定要把病情控制得很好，例如晚上没有半夜咳醒、发憋，做运动或进行较大体力活动时亦无任何症状，遇到一些特殊气味亦不至于引起咳嗽或哮喘发作，早晚峰流速值变异情况不能相差 5%，肺功能检测亦在正常范围内。如只需用预防药且病情已稳定在 3~6 个月时，可以逐渐减药，减药最好不要在患者好发病的过敏季节或冬天。开始用短效支气管扩张药及预防药，待症状控制后，可以逐渐把支气管舒张药改为有哮喘发作时按需用药。根据病情在医师指导下儿童常需用预防药物 1~2 年，重症及成人尤其需要更长时间。至于某些用药时停时用、时有发作或根本未能很好控制的患者则用药时间应更长。

应用吸入糖皮质激素最小维持量治疗无哮喘症状持续 1 年以上可以考虑停药。但仍应定期监测肺功能，万一有哮喘症状出现可以按需使用 β_2 受体激动剂或去医院就诊。

五、哮喘患者在哮喘治疗中应做的工作

（一）对哮喘发作的先兆征象迅速做出反应

● 大多数哮喘发作缓慢，多数人能预感到哮喘即将发作。

● "过去我知道当我的胸部开始发紧时，我的哮喘将要发作。现在，当我的胸部开始感觉紧时，我即用哮喘药，用这办法我已预防了许多次哮喘发作，自从我了解这一点以后，我感到哮喘控制得更好了。"

1. 以下是哮喘发作前的一些先兆征象。

● PEF 值下降　　　　　● 喘息

● 咳嗽　　　　　　　　● 呼吸增快

● 呼吸短促　　　　　　● 咽喉发痒或疼痛

● 胸部紧缩感　　　　　● 其他

2. 了解你的先兆征象是什么，与医师或护士一起制订一个计划，以便你发觉先兆征象时知道该干什么。当你早发觉症状并用药后，常常能控制你的哮喘发作。如果你不这样做，你的症状可能会恶化。

（二）告诉医师你在哮喘用药中的所有问题

1. 将你在使用哮喘药物中遇到的问题都告诉你的医师，医师可以调整哮喘治疗方案或调整药物剂量。

2. 每年至少到医师处随访 2~3 次，以便医师能了解哮喘药是否发挥应有的疗效及患儿哮喘控制情况，定期调整哮喘治疗方案。

3. 随着时间延长，哮喘可改善或恶化，医师需要患者就诊调整或减停哮喘药物。

（三）如果有以下情况需要到医院就诊（图 23）

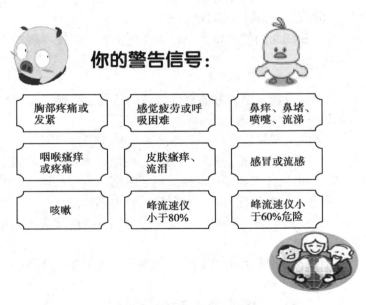

你的警告信号：

胸部疼痛或发紧	感觉疲劳或呼吸困难	鼻痒、鼻堵、喷嚏、流涕
咽喉瘙痒或疼痛	皮肤瘙痒、流泪	感冒或流感
咳嗽	峰流速仪小于80%	峰流速仪小于60%危险

图 23　哮喘发作的警告信号

- 如果你每周有超过一次咳嗽喘息或胸闷的发作。
- 如果你因为哮喘夜间醒来。
- 如果你哮喘发作次数较多。
- 如果你每天都需要用快速缓解药终止哮喘发作。

（四）其他要点

1. 遵循指导　写下医师嘱咐你该要做的事情。把你所理解的医师的嘱咐反馈给医师听。这有助于你确实知道你所该做的事情。按你的医师告诉你的使用方法使用。当你难于按你的医师所要求的去做时，请告诉你的医师。

2. 提醒你自己用药　下面是一些办法：

（1）在相同时间用药成为你每天常规之一。在就餐、刷牙或者你所选择的其他时间里用药。

（2）在洗澡间的梳妆台镜面或冰箱上贴一便笺以提醒你自己。

（3）请你的家庭成员提醒你。

（4）随身携带已装好能舒张气道的药物吸入器。将药物放在你始终能拿得着的地方。

3. 坚持定期复诊　想一个办法来提醒你坚持定期复诊。把定期复诊条贴在冰箱、梳妆台上或其他地方。如果你不能如期复诊，打电话并重新预约时间。随着时间的推移，你和医师将找到最适于你的治疗方案。你的哮喘将得到控制。

4. 为防止中断哮喘治疗，需要在药物用完以前即重新购置药物。

5. 当离开家时外出时切记随身携带快速缓解哮喘药物。

（五）经过治疗哮喘你能获得的益处

1. 没有哮喘症状或轻微的哮喘（症状包括喘息、咳嗽、呼吸短促和胸前紧迫感）。

    2. 整个夜间睡眠没有哮喘症状。

    3. 不因哮喘而不能上学或工作。

    4. 能从容地自始至终地参加每次体育活动。

    5. 不需要去急诊看病或住院。

    6. 较少或无哮喘用药的不良反应。

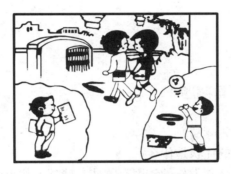

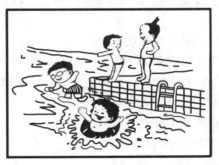

六、自我测试问题及答案

（一）自测题

1. 什么是哮喘？
2. 哮喘的症状是什么？
3. 引起哮喘发作的诱因有哪些？请试着找出图 24 中有几种变应原？
4. 哮喘的常用药物有几类？
5. 常用的气雾剂有哪些？
6. 用药后效果不好有几种可能原因？应采取什么措施？
7. 为什么要使用峰流速仪（PEF）？
8. 怎样依据 PEF 来调整用药？
9. 什么是哮喘日记及意义？
10. 孩子患了哮喘怎么办？

（二）答案

1. 哮喘是一种气道的慢性炎症性疾病。在敏感个体中，这种炎症导致反复发作的咳嗽、喘息、胸闷和呼吸困难，炎症导致气道对各种刺激敏感。如变应原、化学品刺激、烟草雾、

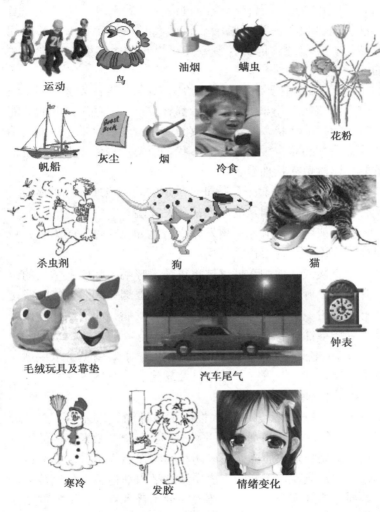

運動　鳥　油烟　螨虫　花粉

帆船　灰尘　烟　冷食

杀虫剂　狗　猫

毛绒玩具及靠垫　汽车尾气　钟表

寒冷　发胶　情绪变化

图 24　寻找变应原

冷空气或运动，当暴露于这些刺激的时候，气道可能发生水肿、收缩、充满黏液和对刺激的高反应性，由此而产生的气流受限是可逆的，它可以自行或经过治疗以后恢复（但有些患者不能完全恢复）。当哮喘治疗较彻底时，炎症可以被长时间的减轻，症状通常能被控制，还可以预防大多数与哮喘有关的问题。

2. 哮喘的主要症状包括气促、喘息、胸部发紧、持续1周以上的咳嗽。并非所有的患者都有喘息。一些患者咳嗽可能是唯一的哮喘症状，咳嗽常在夜间或在运动后发生。重要的是要了解治疗能完全缓解哮喘的症状。即使是轻症哮喘治疗也很重要，以避免症状加重。

3. 哮喘患者多有下列特征 气道的高反应性和过敏体质。所有影响上述两个因素的原因都诱发哮喘。

接触或吸入变应原可诱发哮喘。比如花粉过敏的患者，只要接触到该种鲜花很快就发病。

冷空气或其他刺激性气体也可诱发哮喘，临床上常见的诱因有感冒、着凉、气候突变、闻油烟、香烟等刺激性气味或接触鲜花、树、草等。也有少数在运动后发病，而婴幼儿发作哮喘则以病毒性呼吸道感染诱发为主。

图24中变应原有鸟、油烟、灰尘、烟、螨虫、杀虫剂、花粉、狗、猫、发胶、毛绒玩具及靠垫、汽车尾气。

4. 治疗哮喘的常用药物

（1）糖皮质激素：吸入性激素是抑制气道黏膜下炎症最有效的药物。在适当剂量应用下，不会有全身激素应用的不良反应，早期吸入皮质激素可以防止哮喘发展成不可逆的气道阻塞，并对儿童发育无影响。皮质激素吸入剂包括丙酸氟替卡松气雾剂（辅舒酮）、布地奈德气雾剂（普米克）；干粉剂如沙美特罗替卡松粉吸入剂（舒利迭）布地奈德粉吸入剂（普米克都保）、布地奈德福莫特罗粉吸入剂（信必可都保）等。年幼儿在应用定量气雾剂激素吸入时，应配合面罩储雾罐吸入，对于吸入定量气雾剂有困难或病情严重的患儿可用布地奈德悬液，可达数周至数月或更长时间或酌情改用气雾剂吸入。吸入激素疗程1年以上，吸入激素后应漱口，以减少口腔鹅口疮及声嘶的发生。

（2）气管舒张药包括β₂受体激动剂（沙丁胺醇、特布他林）、茶碱类、抗胆碱类（异丙托溴铵）、硫酸镁。

（3）过敏介质释放抑制剂。白三烯拮抗剂：孟鲁司特（顺尔宁）；抗组胺药：氯雷他定、西替利嗪等。

（4）其他药物：免疫调节剂如胸腺肽、卡介菌核糖核酸；中药如槐杞黄颗粒等。

5. 目前国内常用的气雾剂

（1）以平喘为主的如沙丁胺醇（舒喘灵、喘乐宁）、特布他林（喘康速）。它特征性作用于支气管平滑肌，解除支气管痉挛，止喘作用快而不良反应极小。用于哮喘发作的止喘和季节性哮喘及运动性哮喘的预防用药。

（2）预防性药物主要为吸入性激素，常用药有丙酸倍氯松（必可酮）、布地奈德（普米克）、丙酸氟替卡松（辅舒酮），这类药物本身并无明显止喘作用，但可防止和减轻气道黏膜水肿，减轻过敏反应，主要用于预防给药。由于是局部给药，所以没有全身应用激素的不良反应，是目前应用较多、效果较好的维持治疗药物，但该药需较长时间按规律用药，才能取得满意疗效。

（3）有变应性鼻炎者用莫米松鼻喷雾剂（内舒拿）、布地奈德鼻喷雾剂（雷诺考特）、丙酸氟替卡松鼻喷雾剂（辅舒良）或色甘酸钠作预防治疗。

6. 用药4周效果仍不好，应依次考虑以下几种可能：

（1）吸入方法不正确，大部分药物未达到支气管，这是无效时首先考虑的问题，重新学习改进吸入方法即可。

（2）剂量不足，丙酸氟替卡松剂量根据病情严重程度可适当增加。

（3）夜间发作应加用长效氨茶碱或长效 β_2 受体激动剂。

（4）如有反复病毒感染可适当加用免疫调节。

7. PEF 的意思　最大呼气流速是哮喘患者最常做的简易肺功能检查项目，主要反应通气功能。哮喘时支气管痉挛，造成管腔狭窄，主要表现为呼气不畅。所以测定 PEF 就可以了解呼吸畅通情况，立即反映病情。

由于各个医师对肺听诊时掌握的程度标准很难一致，这样对于哮喘的病情观察和记载也就难以客观准确。加上有时哮喘的病情变化，单凭听诊也难以察觉到，容易延误治疗。而测量 PEF 则对患者的病情变化和了解治疗的效果，对临床治疗用药的调整和预防严重哮喘的发生都有很大好处。

8. 测 PEF 时间　最好每天清晨早餐前和晚餐前各测一次，将其记录下来，绘成曲线，从中可反映患儿的肺功能变化的规律，并据此调整用药，将大大提高治疗效果。一般来说，如果患儿的 PEF 一直较稳定，突然下降了，可能哮喘就要发作或已经发作，应尽早用舒张支气管的止喘药物。如果 PEF 一直低于正常，说明治疗效果不满意，应调整止喘药物或请医师帮忙解决。有时测定用药前和用药后的 PEF 来了解该药对患儿的治疗效果。

9. 哮喘日记　就是对患儿每天病情变化及用药情况的实际记载。这对掌握患儿的发病规律，指导用药，预防发作都有很大意义。

10. 哮喘是一种以反复发作为特征的慢性疾病，治疗起来也比较困难，所以作为家长都很着急，希望能使患儿尽快痊愈。我们认为作为患儿家长知道以下几点对您是有所帮助的：

（1）学习有关一些哮喘的科学知识，了解这种病的性质、特点。

（2）注意观察患儿的病情变化，掌握孩子的发病规律，避免引起患儿发作的任何因素（如感冒、着凉、烟味等）。

（3）协助医师指导帮助孩子按照医嘱及时用药，并鼓励年龄较大的儿童自我管理，有问题及时与医师联系。

（4）掌握哮喘常用药的特点，自备一些止喘药物，以备急用。